冠心病合并内科复杂疾病 疑难病例解析

Clinical Cases of Coronary Heart Disease
Combined with Complex Internal Diseases

主　编　王　禹　白　静
副主编　田进文　高　磊　薛　桥
编　者　(以姓氏笔画为序)

马永东　马清华　王　禹　王凤启　孔维再
田进文　白　静　朱　梅　朱安平　刘丽凤
刘谟烩　汤　喆　李　可　李彦华　杨学东
张俊然　陈　杰　陈艳明　侯允天　郭新红
高　磊　黄　亚　梁　伟　梁建成　彭　亮
薛　桥

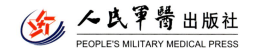

人民军醫出版社
PEOPLE'S MILITARY MEDICAL PRESS

北　京

图书在版编目（CIP）数据

冠心病合并内科复杂疾病疑难病例解析／王禹，白静主编．－－北京：
人民军医出版社，2014.10

（心血管内科临床特色病例集系列丛书）

ISBN 978-7-5091-7671-9

Ⅰ．①冠⋯　Ⅱ．①王⋯　②白⋯　Ⅲ．①冠心病－并发症－诊疗
Ⅳ．① R541.4

中国版本图书馆 CIP 数据核字（2014）第 224769 号

策划编辑：杨 淮　文字编辑：张 群 韩 志　责任审读：谢秀英
出版发行：人民军医出版社　　　　　　　　经　销：新华书店
通信地址：北京市 100036 信箱 188 分箱　　邮　编：100036
质量反馈电话：（010）51927290；（010）51927283
邮购电话：（010）51927252
策划编辑电话：（010）51927300-8027
网址：www.pmmp.com.cn

印、装：三河市春园印刷有限公司
开本：787 mm×1092 mm　1/16
印张：9.25　字数：171 千字
版、印次：2014 年 10 月第 1 版第 1 次印刷
印数：0001-2500
定价：80.00 元

主编简介

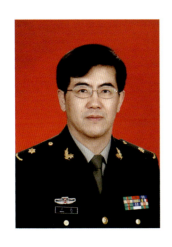

王禹　主任医师、教授、医学博士、博士研究生导师。中国人民解放军总医院心血管内科、老年心血管病研究所副主任，全军心血管内科专业委员会常务委员，全军心血管疾病介入质控专家委员会委员，德国海德堡大学心脏病中心高级访问学者，卫生部军队心血管介入诊治培训基地导师，*Journal of Geriatric Cardiology* 等杂志编委。

王禹为国内知名的介入心脏病专家，在冠心病的预防、诊断、治疗方面有较深造诣。特别是对于复杂冠状动脉疾病、高龄冠心病、伴呼吸与肾功能障碍等多器官疾病的微创介入诊断治疗、左主干病变、严重钙化狭窄病变、慢性闭塞病变等的介入治疗、急性冠状动脉综合征的介入诊治等，在国内、国际处于先进水平。独立完成愈万例复杂冠状动脉疾病的介入治疗，完成 1000 余例急性心肌梗死、急性冠状动脉综合征病人的急诊介入治疗及综合急诊救治，抢救成功率98%以上。同时成功完成肾动脉、髂动脉、锁骨下动脉狭窄、闭塞的支架再通术 500 余例。2004~2005 年作为国家教育部高级访问学者在德国海德堡大学心脏中心，进行介入心脏病领域学习研修，获得欧盟／德国临时行医许可。在国内外杂志发表研究论文 80 余篇，获得国家自然科学基金 2 项，国家"863"课题、国家"十二五"课题及北京市首发基金课题、北京科委课题多项。组织、参与了多项国际、全国课题及全军"九五""十五""十一五"等重点课题研究。获得军队科技进步二、三等奖 3 项。

内容提要

　　冠心病是心血管内科的常见疾病，随着医疗技术的发展，对冠心病的治疗只要及时、方法得当，就能够获得很好的预后，然而如果冠心病患者合并其他内科疾病，将会使临床治疗变得复杂。本书主编为国内知名心血管病专家，他们根据多年的临床经验，挑选出有代表性的十余个疑难病例与读者分享，同时把每个病例都归纳出"学习要点"、"病例摘要"、"专家点评"、"相关进展"四部分，以便于读者学习和理解。本书适用于心内科医师、在校研究生学习参考。

序

心脏病学是医学科学中最为重要且更新最为迅速的学科之一。学科内容博大精深，不但涉及解剖、生理、病理、病理生理等基础医学知识，还需要影像医学、检验医学、物理学、电学、流体力学、生物化学等交叉学科知识的支持。

要成为一名合格的心脏专科医师，必须经过全面、严格、细致的培训与锻炼。在医师的成长历程中不仅仅需要临床经验的积累，更需要对典型、疑难、复杂、特殊、少见病例进行深层次的学习、思考、分析与提炼，实现去伪存真、去粗取精、由此及彼、由表及里的认识提升，从而达到真正回归临床、指导实践的目的。

很欣喜看到这部临床病例集的出版，它集中体现了编写团队在临床实践中的热忱与激情，在疾病认识中的冷静与深入思考。本书主编、解放军总医院心内科王禹教授带领的编写团队是一支国内具有较高水平的冠心病介入诊疗团队，他们所在的中心也是全国介入培训基地。本书以独特的视角，从临床实践出发，重点探讨了冠心病合并其他复杂临床疾病时的综合处理策略和经验。这是一种超越了单纯介入技术，上升到整体治疗的观点，即策略远比技术重要。本书以回归真实世界的形式向读者展示临床实践的复杂性、矛盾性、逻辑性以及个体化，且每个病例都附有专家点评，以总结治疗的成败与得失。编写团队这种实事求是的精神，使我们有身临其境的感觉。更为难得的是本书中每一个病例都是编写者亲身诊治过、亲自抢救过、分析过的，完全不同于一般教科书式的病例。

在循证医学的时代，指南虽然是旗帜和大方向，但在指南指导下的灵活运用，更能体现医者的智慧与思辨。编者态度之认真、写作之严谨、思维之缜密令人钦佩。这本书不仅适用于心血管专科医师的培训，也适用于大内科医师的学习，是一本难得的临床医师培训教材。

韩雅玲　中国工程院院士
解放军心血管内科专业委员会主任委员
中华医学会心血管病分会副主任委员
全军心血管病研究所所长
沈阳军区总医院副院长兼心内科主任

2014 年 7 月 20 日

前　言

　　冠心病已经成为目前心血管内科最主要的疾病。冠状动脉支架系统的诞生，使得冠心病的治疗水平达到了前所未有的高度。随着药物洗脱支架、生物可降解支架等新型支架的研制，以及高级腔内影像技术、血管功能性评估等技术的应用，介入治疗技术仍然在飞速的发展过程中。不可否认的是，越来越多的心血管内科医师正逐渐向心脏介入医师转化。这种趋势的流行，不免使年轻的临床医师走向了一个狭小的空间。冷静地思考一下，我们真的是在进步吗？介入治疗并不是心血管病治疗的全部。患者在患冠心病的同时常常合并了其他复杂的内科疾病，这时的整体治疗观显得尤为重要。

　　幸运的是，我们这个年轻的团队并没有迷失方向。抱着勇于探索、肯担风险的精神，攻克了一个又一个极富挑战性的病例。在历经一年时间的筛选、随访，我们一共精选出十几个极具教育意义的病例。希望以此来展示冠心病治疗领域的多元性、矛盾性和复杂性。因此，这不仅仅是一本教科书，也并非每个病例都完美无缺憾。在本书中包括了死亡病例、严重并发症病例、治疗有争议病例、诊断不清的罕见病例，部分病例还探讨了新型治疗方法。这是真实的临床过程的再现。为了体现真实性原则和阅读的方便，我们把每个病例都归纳出"学习要点"、"病例摘要"、"专家点评"、"相关进展"四部分。通过专家点评，指出治疗中的成败得失以及诊断思路和改进方法。希望以此激发读者的思考热情。书中加入了大量的图片来说明问题，而不全是文字叙述。为了把一些较难理解的问题说明得更加清楚，部分医师还手绘了图解。在搜集病例资料过程中，我们付出了巨大的艰辛，有些资料是从患者手中追踪到的，有些是从病案室查询的，有些是从外院借来的。我们还收集到了非常珍贵的尸检病理图片。所有努力就是为了获得更全面的资料以展示给读者。其中有些图片是扫描的结果，有些是拍照获得的，因此图片质量有些参差不齐，在此，要向读者致歉。此外，为了获得高质量的专家点评，我们还组织了权威专家对每个病例进行了病例讨论和深入分析。因此，尽管本书中病例数不多，但每个病例都是"精品"。

　　本书的出版是集体智慧的结晶，正因为有了这些病例，我们的团队在成长。医学的探索永无止境，从病例入手，犹如抽丝剥茧，可以使我们更有机地掌握知识，归纳出关键问题，梳理出清晰的思路。一个小小的发现和创新都将可能是人类医学的进步！

2014 年 7 月 4 日

目　录

病例 **1**

青年女性的急性心肌梗死

——并非罕见的冠状动脉瘤

学习要点

　　青年女性的急性心肌梗死临床上极为罕见。这是一例因为冠状动脉瘤引起的急性 ST 段抬高型心肌梗死，其发病特点、治疗方法与经典动脉粥样硬化严重狭窄和（或）斑块破裂、急性血栓形成所致的心肌梗死不同，是本例学习要点。

病例摘要

　　患者，女性，25 岁。因"突发胸闷、胸痛 4 h"入院。患者于夜间睡眠中无明显诱因出现胸闷、气短，伴剑突下疼痛，向肩背部放射，疼痛为持续性，伴恶心、呕吐少量胃内容物后减轻。约 4 h 不缓解，并逐渐加重。呼救 120 送至我院急诊科。急诊科心电图提示：Ⅱ、Ⅲ、avF 导联 ST 段抬高（图 1-1）。入院查体：身高 155 cm，体重 58 kg，BMI 为 24.1，血压 85/60 mmHg，心率 112/min，窦性心律。双肺（－）。入院诊断：急性下壁 ST 段抬高型心肌梗死。由急诊绿色通道直接进入导管室行急诊冠状动脉造影。造影提示：左主干、前降支、回旋支正常。右冠中段完全闭塞，前向血流 TIMI 0 级（图 1-2）。闭塞端可见大量血栓影像。拟行急诊右冠状动脉 PCI 术，首先经右侧股静脉植入临时起搏器，JR4.0 指引导管到达右冠状动脉开口，但多次 BMW 及 PILOT50 钢丝均不能通过第二转折闭塞部，在反复调整钢丝过程中患者突然出现室颤。立即给予 150 J 非同步电除颤后恢复窦性心律，心率 40～50/min，临时起搏器起搏，心率 90/min。复查造影发现右冠状动脉血流恢复 TIMI 1～2 级，在第二转折处有巨大血管瘤样扩张。考虑室颤为再灌注心律失常。沿 BMW 钢丝将微导管送至瘤腔处，在瘤腔内进行溶栓，注射尿激酶 10 万 U（稀释至 20 ml，每分钟推注 2 ml）6～8 min 后复查造影，右冠状动脉恢复前向血流，血流 TIMI 3 级（图 1-3）。心电图 ST 段快速回落至基线（图 1-4）。终止手术。

　　术后检验结果：TnT 14.35 ng/ml（0～0.1），CK-MB 280 ng/ml（0～6.5），K 4.31 mmol/L，LDL-C 0.74 mmol/L，HDL-C 0.63mmol/L，TG 2.61 mmol/L，TC 2.03 mmol/L。IgM 83 mg/dl（40～230），补体 C3 115 mg/dl（90～180），补

回撤并记录影像。IVUS下未见动脉粥样硬化斑块，瘤体周围血管腔扩大并血管壁增厚（图1-6），血管外弹力膜最大面积55.9 mm²（图1-7），可见残余附壁血栓形成影像（图1-8）。管腔最小面积5.3 mm²（图1-9），未见明显狭窄，伴有血管壁的明显增厚及血管腔的扩大。未进行介入治疗。术后请心脏外科会诊。外科医师认为，患者右冠状动脉血流恢复TIMI 3级，无冠状动脉旁路移植术（冠脉搭桥）指征且无瘤体切除指征。给予硫酸氢氯吡格雷75 mg，1/d，出院。

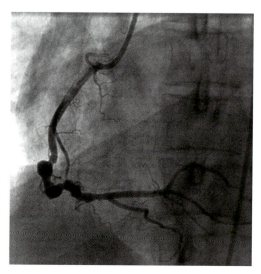

图1-5　心肌梗死10 d后复查造影，右冠状动脉血管瘤轮廓较前更加清晰，管腔内血栓影消失，前向血流TIMI 3级

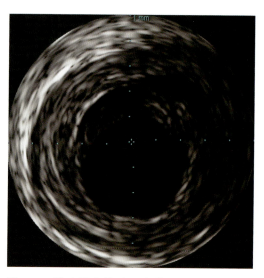

图1-6　增生的血管壁：血管壁呈螺旋形的结构，推测可能为中膜增生组织。或者反复血栓形成，机化后的影像

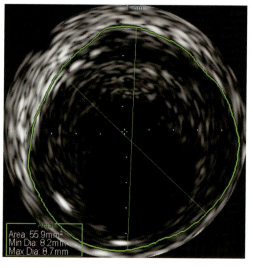

图1-7　IVUS：血管瘤外弹力膜直径最大处，面积55.9 mm²。管壁明显增厚

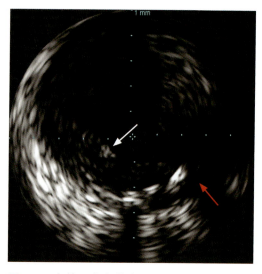

图1-8　血栓：白色箭头显示新鲜的附壁血栓，密度较低，在管腔表面。红色箭头显示机化血栓，密度较高，在较深部位

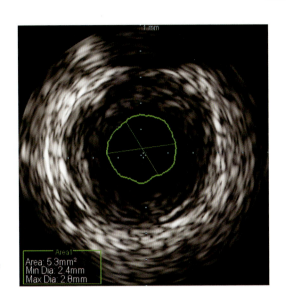

图 1-9　管腔面积最小处，可见显著向心狭窄，回声密度均一。最小管腔面积 5.3 mm²

（手术医师：王　禹　薛　桥　白　静　朱安平）

专家点评

　　该患者为青年女性，无任何冠心病危险因素。既往无川崎病病史。冠状动脉造影及血管内超声也未发现明显的冠状动脉粥样硬化斑块。患者形成冠状动脉瘤的确切病因仍不清楚。推测可能为迟发的川崎病血管改变。与经典动脉粥样硬化斑块破裂引起的急性冠状动脉综合征起病不同，患者在夜间睡眠时发病，考虑冠状动脉瘤局部血栓形成与夜间患者血压低，心率减慢导致血流缓慢有关。血栓成分应以红色血栓为主，这与动脉粥样硬化斑块破裂的白色血栓不同，因此，抗凝治疗可能比抗血小板治疗更适合。本例治疗的成功之处在于，当急诊 PCI 钢丝无法通过病变时，在局部进行精确的冠状动脉内溶栓治疗，这也是冠状动脉瘤并血栓形成时急诊治疗的有效方法。当血流 TIMI 3 级恢复后，并未急于行支架植入术，而是经过强化抗栓治疗后，复查造影及血管内超声检查，值得学习。本例患者的血管内超声影像表现非常多样性。可见明显血管壁增厚，不同于动脉粥样硬化斑块。管壁结构较为均匀一致，而且可以看到螺旋形层状结构，推测可能为患者曾经反复发生血管瘤内的血栓并机化。在部分节段，还可以看到新鲜血栓与机化血栓共存。IVUS 对本例患者有较大指导意义。管腔面积最小 5.3 mm²，并无明显限制血流的狭窄，因此可能不会造成血管狭窄引起的缺血。因此，不需要植入支架。但如果考虑封闭瘤腔置入带膜支架时，应根据 IVUS 谨慎选择支架型号。患者正常血管段前后直径 3.5 mm 左右，因此选择适合长度的带膜支架也是有效的治疗方法。外科治疗一般针对巨大冠状动脉瘤的处理。主要包括：冠状动脉瘤切除、成形、旷置同期行冠状动脉旁路移植术。

相关进展

　　冠状动脉瘤是一种少见疾病，冠状动脉造影发现率仅为 0.15%～4.9%。冠状动脉瘤的病因学有明显的地理上的差异，在欧洲和北美，冠状动脉瘤的病因为冠状动脉粥样硬化占 50%，先天性心脏病占 17% 和川崎病占 10%。亚洲，特别是日本，50%～60% 的冠状动脉瘤由川崎病引起。川崎病也是我国冠状动脉瘤的主要病因。上述疾病如果导致冠状动脉中层弹力纤维层破坏，均有可能导致冠状动脉瘤形成 [1-2]。冠状动脉瘤的定义是：冠状动脉扩张超过相邻正常冠状动脉或正常最大冠状动脉直径的 1.5 倍 [1]。川崎病最早病理变化为内膜下单核／巨噬细胞积聚，炎性浸润从外膜及腔壁向中层发展。分泌 IgA 浆细胞及嗜酸性粒细胞也见于炎症过程。继而中层水肿变性，并伴内弹力层及平滑肌细胞破坏，导致血管壁变软，在血管腔内压力影响下血管扩张，甚至形成瘤状。血管瘤内血流滞缓，促使血栓形成。血栓可闭塞血管，或沿血管壁反复机化而使管腔变狭窄。在恢复期，冠状动脉瘤可能缩小，甚至消退。在恢复过程中，存在持续的血管生长因子表达，内膜增生及血管新生等血管重构。经过愈合后的冠状动脉壁仍然存在不同程度增厚，管壁僵硬度增加及内皮功能减低。按照瘤体直径的大小，可以分为小型直径＜5 mm；中型直径 5～8 mm 及巨大瘤直径＞8 mm。30%～50% 的川崎病病例在发热 10 d 左右可有轻度广泛的冠状动脉扩张，大部分病例的冠状动脉扩张是暂时的，在起病 6～8 周消退。部分（20%）病例冠状动脉扩张病变进展形成真正的瘤。在未经治疗的川崎病病例中冠状动脉瘤发生占 20%～30%，冠状动脉瘤多见于冠状动脉主干及左冠状动脉前降支（LAD），左回旋支（LCX）较少，孤立的远端冠状动脉瘤罕见。冠状动脉瘤的转归，在发病 2 年内消退占 40%～60%，发生局限性狭窄占 10% 以下，闭塞伴侧支血管形成占 10% 以下，闭塞占 1% 以下，仍然保持冠状动脉瘤占 40%～60%，发生破裂的非常少见。冠状动脉巨大瘤的预后差。最近的随访研究报道，1%～3% 曾伴冠状动脉瘤的病例在冠状动脉造影中发现新的冠状动脉瘤或冠状动脉扩大，所有新的冠状动脉瘤均伴冠状动脉狭窄 [2]。检测发现新的病变年龄为 1.90–19.23 岁（中位数 11.40 岁）。Sugimura 等以血管内超声观察川崎病并冠状动脉瘤持续或消退的病例，发现瘤消退处冠状动脉内膜中层厚度明显增加，但表面光滑 [3]。Lemura 等对川崎病起病 10 d 后的 27 例（原有冠状动脉瘤消退的 22 例，无冠状动脉瘤 5 例）患者复查冠状动脉造影结果正常，而血管内超声检查发现原有大型冠状动脉瘤消退后内膜中层厚 0.59 mm，原有小型动脉瘤消退后为 0.29 mm；无动脉瘤者正常 [4]。冠状动脉瘤常见的并发症有血栓形成、瘤体破裂、血管痉挛等，这些都可能危及生命。但目前并没有确切的资料表明冠状动脉瘤的直径大于多少时，其并发症的发生概率会显著增加。因此，冠状动脉瘤行手术切除的指征尚存在争论，有作者认为瘤体直径大于参照血管直径的 3～4 倍则必须行手术切除 [5]。介入治疗中使用带膜支架可以使管壁重新恢复连续性，使血流对斑块的冲击减少，有效地预防斑块向外突出，进而达到修复冠状动脉瘤的目的 [6, 7]。已有多篇个例报道使用聚四氟乙烯（polytetrafluoroethylene，PTFE）带膜支架成功治疗了冠状动脉瘤。血栓形成是冠状动脉瘤主要的并发症之一，使用抗血小板药治疗冠状动脉瘤正是基于这一点。冠状动瘤处管径较大导致局部血流状态异常，有利于血栓形成，因此使用抗凝药从理论上是有意义的，而在实际运用中目前尚存在争论。Szalat 等回顾分析的冠状动脉瘤患者中无一人服用华法林，而在另一个例报道中，由于药物支架植入后导致冠状动脉瘤的患者服用阿司匹林及氯吡格雷，在长期的随访中亦无不良事件发生。冠状动脉瘤是一种少见的疾病，其发生机制目前尚不完全清楚，而其治疗方法也仅仅建立在经验的基础之上，临床上可以根据患者的情况选择带膜支架、外科手术或者药物治疗并注意随访。

（白　静　梁　伟　朱安平　王　禹）

参 考 文 献

[1] Syed M, Lesch M. Coronary artery aneurysm: a review. Prog Cardiovasc Dis, 1997, 40: 77–84.

[2] 李巅远，胡盛寿. 冠状动脉瘤的诊断和外科治疗. 中国胸心外科临床杂志，2002, 22: 225–227.

[3] Sugimura T, Kato H, Inoue O, et al. Intravascular ultrasound of coronary arteries in children. Assessment of the wall morphology and the limen after Kawasaki disease. Circulation, 1994, 89(1): 258–265.

[4] Lemura M, Ishii M, Sugimura T, et al. Long term consequences of regressed coronary aneurysm of Kawasaki disease. Heart, 2000, 83(3): 307–311.

[5] Savin o M, Parisi Q, Biond-i Zoccai GG, et al . New in sights intomolecular mechanisms of diffuse coronary ectasiae: a possible role for VEGF. Int J Cardiol, 2006, 106(3): 307–312.

[6] Okamura T, Hiro T, Fuji T, et al. Late giant coronary aneurysm associated with a fracture of sirolimus eluting stent: a case report. J Cardiol, 2008, 51(1): 74–79.

[7] Kurtoglu N, Uzunlar B, Yildirim T, et al. Usefulness of PTFE covered graftstent for the treatment of thrombus containing coronary artery aneurysm. Int J Cardiol, 2006, 108(3): 424–425.

[8] Szalat A, Durst R, Cohen A, et al. Use of polytetrafluoroethylene covered stent for treatment of coronary artery aneurysm. Catheter Cardiovasc Interv, 2005, 66(2): 203–208.

[9] Levisay JP, Roth RM, Schatz RA. Coronary artery aneurysm formation after drug-eluting stent implantation. Cardiovasc Revasc Med, 2008, 9(4): 284–287.

病例 2

急性下壁心肌梗死合并三度房室传导阻滞限期 PCI 后快速恢复窦性心律

学习要点

1. 急性心肌梗死合并房室传导阻滞时，起搏治疗的适应证
2. 血供重建对心律失常的治疗作用
3. 急性心肌梗死时合并房室传导阻滞的解剖学基础

病例摘要

患者，男性，58岁，主因"发作性晕厥伴胸痛11 h"于2013年2月13日入院。患者于11 h前站立时出现晕厥，持续约1 min后苏醒，诉胸口闷痛，无出汗及恶心、呕吐，症状反复发作并逐渐加重，口服"速效救心丸、硝酸甘油"略有缓解。4 h前就诊于丰台医院，查心肌酶示：肌酸激酶同工酶：125 ng/ml，肌钙蛋白：0.49 ng/ml，心电图示：Ⅱ、Ⅲ、aVF Q波，嚼服"阿司匹林300 mg"后转入我院。入院查体：体温：36℃，脉搏：65/min，呼吸：18/min，血压：116/71 mmHg，身高：174 cm，体重：82 kg，BMI：27.1。神清，自主体位，心界正常，心率65/min，律齐，无杂音。双肺呼吸音清。肝脾未触及，双下肢不肿。入院实验室检查（括号内为正常参考值）：天冬氨酸氨基转移酶119 U/L（0~40），肌酐80.3 μmol/L（30~110），肌钙蛋白T0.981 ng/ml（0~0.1），肌酸激酶1340.8 U/L（2~200），肌酸激酶同工酶140.2 ng/ml（0~6.5），肌红蛋白613.7 ng/ml（0~75），脑利钠肽前体698.5 pg/ml（0~150）。入院心电图（图2-1）：窦性心律，心率65/min，Ⅱ、Ⅲ、aVF Q波。入院诊断：急性下壁心肌梗死 Killip 1级。入院后给予阿司匹林、氯吡格雷、盐酸替罗非班强化抗栓，阿托伐他汀降脂稳定斑块，硝酸异山梨酯扩冠等处理，患者无胸痛及黑矇发作。2月16日上午，心电监护示心率波动于40~50/min，行心电图检查为三度房室传导阻滞（图2-2），无头晕及黑矇等不适，给予口服茶碱缓释胶囊。2月18日冠状动脉造影：冠状动脉发育呈均衡型，左主干不光滑，无明显狭窄，前降支近中段可见局限性狭窄80%，前向 TIMI 3级血流；回旋支不光滑，无明显狭窄，前向血流 TIMI 3级；右冠状动脉不光滑，近中远段可见三处血栓

影，后降支发出前血管闭塞。右冠状动脉球囊扩张后植入 1 枚支架（血管造影见图 2-5 至图 2-7）。术毕回病房后即行心电图检查：二度 I 型房室传导阻滞（图 2-3）。术后第二天心电图检查：窦性心律伴一度房室传导阻滞，心率 70/min（图 2-4）。2 月 22 日再次行 PCI 于前降支植入 1 枚支架。病情稳定，于 2 月 25 日出院。出院后规律服用抗血小板、降血脂等药物。随访半年病情稳定。

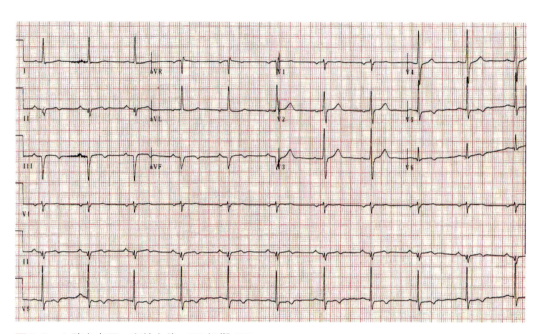

图 2-1　入院心电图，窦性心律，PR 间期 176 ms

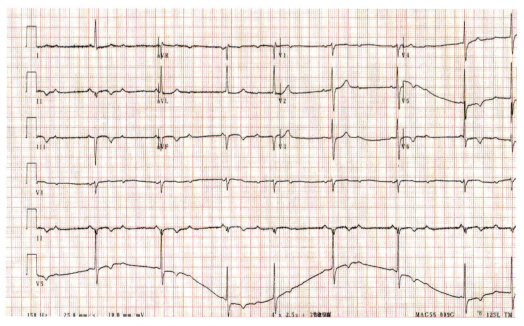

图 2-2　入院第 4 天，三度房室传导阻滞，心室率 49/min

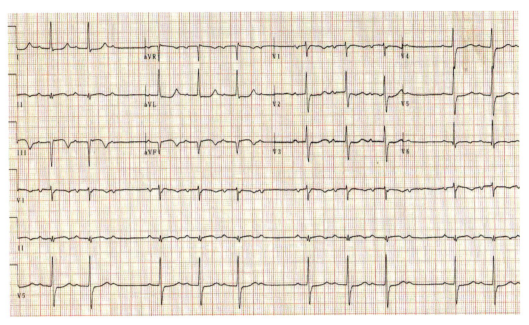

图 2-3　入院第 6 天，PCI 术后，二度 I 型房室传导阻滞，室率较前增快

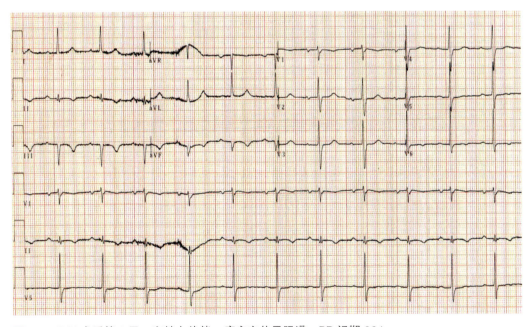

图 2-4　PCI 术后第 2 天，窦性心律伴一度房室传导阻滞，PR 间期 224 ms

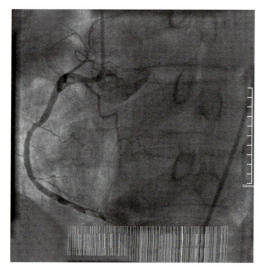

图 2-5　右冠状动脉支架植入前造影，左前斜位

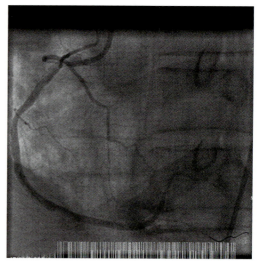

图 2-6　右冠状动脉支架植入后，左前斜位

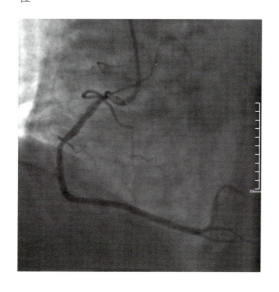

图 2-7　右冠状动脉支架植入后 4 d，因行左冠状动脉 PCI 而顺便复查右冠状动脉情况，左前斜位

（手术医师：王　禹　白　静　黄　亚　梁建成）

专家点评

　　患者为急性心肌梗死合并三度房室传导阻滞，就诊时 ECG 已形成 Q 波，且症状缓解，血流动力学稳定，未行直接 PCI。而在等待择期 PCI 的过程中出现无症状三度房室传导阻滞，经观察认为心律失常较为稳定，未行临时起搏治疗，行限期血供重建后心律失常得以纠正。此患者的诊治过程存在以下几个值得探讨的问题：①患者以晕厥为首发症状，提示存在如下可能性：左主干病变，合并导致心泵功能严重受损心律失常（缓慢性：窦性停搏、房室传导阻滞；快速性：室性心动过速、心室颤动）；②患者就诊时距症状起始

11 h，此时 ECG 示 Q 波已形成，且症状缓解，血流动力学稳定，但发病时间仍在 12 h 以内，此时如行直接 PCI，患者是否会获益更大；③血供重建后，患者迅速恢复窦性心律，如何鉴别急性心肌梗死合并缓慢性心律失常的良恶，临时起搏治疗在什么情况下考虑启用。

左主干支配整个左心系统，一旦血流被阻断，极易出现严重心肌缺血相关并发症，导致心室颤动、心搏骤停或心源性休克甚至死亡。左主干病变引起的临床症候群在缺血未被纠正之前通常是持续或反复的出现，结合此患者的心电图及症状发作特征，首先考虑是右冠状动脉闭塞造成的缓慢性心律失常所致。

既然患者在发病之初就有可能出现了严重的缓慢性心律失常，那么在就诊时虽然已有 11 h，症状已经缓解，当时即行血管造影将会使患者获益更大，更减小了在等待再血管化过程中出现严重缓慢性心律失常的风险。而这位患者由于科间转诊而错过了这一时间窗[1]。

急性下壁心肌梗死的早期常见窦性心动过缓，由于迷走神经张力增高引起者，常为自限性，不需处理。可能要考虑停用 β 受体阻滞药，直到窦性心动过缓消失。而具有症状的或对血流动力学有影响的则需应用阿托品治疗，如无效即需临时起搏[2]。房室传导阻滞或室内传导阻滞与梗死程度相关。在再血管化时代，异常传导的发生率已明显减少。来自 300 万个心肌梗死后出院患者的调查（1996—2003）显示，完全心脏传导阻滞发生率在下壁／后壁为 3.7%，前壁／侧壁为 1.0%[3]。各类房室传导阻滞和持续束支阻滞发生率分别为 7% 和 5%。高度阻滞（包括二度和三度）与预后不良相关。此患者发生三度房室传导阻滞时，伴有交界逸搏心律，血流动力学稳定，无不适主诉。治疗上予以口服茶碱缓释胶囊并且监护观察，随时准备临时起搏治疗，右冠状动脉 PCI 后于第二天即恢复窦性心律，随访至今未出现不良事件。

相关进展

急性心肌梗死伴传导阻滞的相关问题

永久起搏很大程度上决定于是否存在室内传导阻滞，是否起搏是不必须要依赖症状决定。心肌梗死合并房室传导阻滞患者的长期预后首先与心肌梗死波及的程度相关，另外与室内传导障碍的程度相关，与房室传导本身关系却不大[4]。

急性心肌梗死合并室内传导阻滞者，除单纯左前分支阻滞以外，长短期预后均不良，伴有猝死风险的增加。虽然心肌梗死后存在室内传导阻滞的患者在梗死后易于发生高度房室传导阻滞，但这种不良预后与房室传导阻滞的发生并不存在必然联系，而与室内传导阻滞引起的电紊乱关系较为明显。

在拥有众多循证医学证据的前提下，心肌梗死合并电紊乱的情况依然显得五花八门，有些情况的确难以用现有的指南去完整地套用到临床实践中去。因此当心肌梗死患者并发了房室传导或室内传导阻滞时，在考虑永久起搏之前，应综合评估以下几个方面：传导阻滞的类型、梗死部位、电紊乱与梗死之间的关系、预期恢复的可能性等。

尽管溶栓疗法与直接 PCI 已经明显减少了急性心肌梗死后房室传导阻滞的发生率，但一旦房室传导阻滞出现，还是会显著增加死亡率。已有的束支阻滞对急性心肌梗死死亡率的影响存在争议。明显预后不良的情况包括：左束支阻滞合并高度（传导比例＞2∶1）或三度房室传导阻滞，右束支阻滞合并左前或左后分支阻滞。不论心肌梗死发生在前壁还是下壁，只要出现了室内的传导障碍，就表明心肌的损伤范围是广泛的，其临床意义不仅仅局限于紊乱的电活动本身。尽管下壁心肌梗死合并房室传导阻滞者，长期预后相对理想，但无论是否进行了起搏治疗，其院内生存率都会受到不良影响。对于下壁心肌梗死患者而言，如果围手术期的房室传导阻滞预期恢复可能性大或对长期预后影响较小，则通常不宜进行起搏治疗。当症状性的高度或三度房室传导阻滞发生于下壁心肌梗死时，并且预期恢复可能性小，即使在 QRS 间期不增宽情况下，也应考虑永久起搏治疗。对于近期发生心肌梗死、具有永久起搏指征、左室射血分数≤35% 且提高预期可能较小的患者，应考虑 ICD、CRT 起搏器的使用。

心肌梗死急性期后永久起搏的推荐[5]

Ⅰ类

1．ST 段抬高性心肌梗死后，永久心室起搏应用指征见于希浦系统内的持续二度房室传导阻滞伴有变化的束支阻滞，或是希浦系统内及其以下的三度房室传导阻滞。（B 级证据）

2．永久心室起搏应用于一过性高二度或三度房室结以下阻滞及相关的束支阻滞，如阻滞点不能确定，可能需要行电生理检查。（B 级证据）

3．永久心室起搏应用于持续的症状性二度或三度房室传导阻滞。（C 级证据）

Ⅱb 类

永久心室起搏可考虑应用于无症状的、房室结水平的二度或三度房室传导阻滞。（B 级证据）

Ⅲ类

1．永久心室起搏不应用于一过性房室传导阻滞且无室内传导阻滞的患者。（B 级证据）

2．永久心室起搏不应用于一过性房室传导阻滞且合并单纯左前分支传导阻滞的患者。（B 级证据）

3．在无房室传导阻滞的情况下，永久心室起搏不应用于新出现的束支传导阻滞或分支传导阻滞患者。（B 级证据）

4．永久心室起搏不应用于持续、无症状的Ⅰ度房室传导阻滞合并束支传导阻滞或分支传导阻滞的患者。（B 级证据）

急性心肌梗死合并房室传导阻滞的解剖学基础[6]

急性心肌梗死尤其是累及下壁和右室时，常合并房室传导阻滞，这与传导系统的血液供应解剖特点有着必然联系。

心脏传导系统的血供重点要观察 4 支血管（图 2-8）：

1．**房室结动脉**　起源于右冠状动脉或回旋支，位于心脏中心腱水平，在冠状窦下方，通常直径较大，是供应房室结的主要血管，少数情况下变异为直径较小的次要血管。其起源点并不依赖整体冠状动脉的优势型分布，有时会自右冠状动脉和回旋支同时各发出一支供应房室结，因此，通常情况下房室结对缺血有较好的耐受力。

2．**第一间隔动脉** 起源于前降支，走行于室间隔右侧，通过室上脊供应右束支及房室结的血管，与右侧高位间隔动脉形成彼此制衡共同供应室间隔上部组织。

3．**Kugel 动脉** 1927 年由解剖学者 Kugel 发现并命名，事实上是存在多种变体的动脉吻合丛。较常见的变体之一为分别从右冠状动脉和回旋支近段发出，走行于心房前壁和主动脉无冠窦之间的隐窝中，可发出向房室结供血的分支。

4．**右侧高位降动脉**（right superior descending） 可起源于右冠状动脉起始部、窦房结动脉、主动脉根部，从右侧到达室间隔，止于主动脉瓣和肺动脉瓣的心肌结合部。与第一间隔动脉形成此消彼长的制衡关系，共同供应房室结及室间隔上部组织。

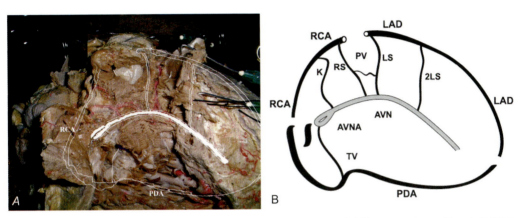

图 2-8 A. 心脏大体病理标本照片，红色线条为乳胶灌注的冠脉血管；B. 对 A 图的示意解释图，LAD= 左前降支，LS= 第一间隔支，2LS= 第二间隔支，RCA= 右冠状动脉，RS= 右侧高位间隔动脉，K=Kugel 动脉，AVNA= 房室结动脉，AVN= 房室结，PV= 肺动脉瓣，TV= 三尖瓣

（黄　亚　张俊然　梁建成　王　禹）

参 考 文 献

[1] Clyde W. Yancy, Mariell Jessup, et al. 2013 ACCF/AHA Guideline for the Management of Heart Failure: A Report of the American College of Cardiology Foundation/American Heart Association Task Force on Practice Guidelines. Journal of the American College of Cardiology, 2013, 62(16): e147–e239.

[2] Neumar RW, Otto CW, Link MS, et al. Part 8: adult advanced cardiovascular life support: 2010 American Heart Association Guidelines for Cardiopulmonary Resuscitation and Emergency Cardiovascular Care. Circulation, 2010, 122: S729–767.

[3] Hreybe H, Saba S. Location of acute myocardial infarction and associated arrhythmias and outcome. Clin Cardiol, 2009, 32: 274–277.

[4] Petrina M, Goodman SG, Eagle KA. The 12-lead electrocardiogram as a predictive tool of mortality after acute myocardial infarction: current status in an era of revascularization and reperfusion. Am Heart J, 2006, 152: 11–18.

[5] Andrew E. Epstein, John P. DiMarco, Kenneth A. Ellenbogen, et al. ACC/AHA/HRS 2008 Guidelines for Device-Based Therapy of Cardiac Rhythm Abnormalities: A Report of the American College of Cardiology/American Heart Association Task Force on Practice Guidelines (Writing Committee to Revise the ACC/AHA/NASPE 2002 Guideline Update for Implantation of Cardiac Pacemakers and Antiarrhythmia Devices) Developed in Collaboration With the American Association for Thoracic Surgery and Society of Thoracic Surgeons. Journal of the American College of Cardiology, 2008, 51(21): e1–e62.

[6] Abuin G, Nieponice A, Barceló A, et al. Anatomical reasons for the discrepancies in atrioventricular block after inferior myocardial infarction with and without right ventricular involvement. Tex Heart Inst J, 2009, 36(1): 8–11.

病例 3

冠状动脉介入治疗并发造影剂脑病
——剧烈而奇怪的表现，迅速而彻底的好转

学习要点

造影剂脑病是由于造影剂的神经毒性反应所引起的神经系统结构或功能短暂、可逆性异常。主要机制为造影剂的高渗性引起血脑屏障损害，或造影剂直接神经毒性损害，可出现一系列的神经系统的临床表现——包括局灶性神经功能缺损（偏瘫、偏盲、皮质盲性、失语和帕金森病），全身的症状（意识模糊、痫性发作和昏迷）。对于应用造影剂检查或治疗后出现神经系统症状的患者，经 CT 或 MRI 等影像学检查除外其他神经系统疾病，应考虑造影剂脑病可能。造影剂脑病多在术后几小时内发生，一般不超过 3 d，长者可达 1 周，神经系统功能会完全恢复，很少遗留后遗症，但部分病例可能会有永久性局灶功能损害。造影剂脑病患者无需特殊治疗，一般给予水化等支持治疗即可。高龄、高血压、男性、肾功能不全的患者为造影剂脑病的高危人群。

病例摘要

病例 1：患者马某，男性，75 岁。主因"反复胸痛 3 d，加重 9 h"于 2013 年 4 月 16 日 19:46 入院。既往有糖尿病病史 6 年，长期服用二甲双胍降糖治疗，血糖控制可。否认高血压、肝肾疾病、脑血管疾病病史。查体：血压 124/74 mmHg，神清语明，口唇无发绀，颈动脉搏动正常，未见颈静脉怒张，气管居中，甲状腺未见异常，双肺呼吸音清，未闻及干湿性啰音，心率 89/min，律齐，各瓣膜听诊区未闻及杂音。腹软，无压痛及反跳痛，肝脾肋下未及，肠鸣音正常，双下肢无水肿，双侧足背动脉搏动良好。辅助检查：心电图：窦性心律，Ⅲ、AVF 导联呈 QS 型，$V_2 \sim V_4$ 导联 T 波倒置。超声心动图示：左室后壁增厚，左室前壁、室间隔近心尖段收缩运动减弱，左心功能受损。急诊生化检验：肌酸激酶、肌酸激酶同工酶、肌钙蛋白 T、肌红蛋白均显著升高，eGFR 80 ml/1.73 $(m^2 \cdot kg)$。初步诊断：冠心病，急性非 ST 段抬高型心肌梗死。诊疗经过：入院后急诊经右侧股动脉穿刺行冠状动脉造影术，结果显示：左主干正常，前降支自发出后完全闭塞，回旋支中段弥漫性长病变，狭窄 40%～50%，右冠状动脉中段长病变，狭窄 98%，

症，预后良好。从本文 3 例患者可以看出，这些患者均为高龄男性，均存在严重血管病变，术中使用较大剂量造影剂，包括低渗及等渗造影剂，但均出现有一过性的谵妄、认知功能异常，并且无定位体征，神经系统症状较轻，生命体征均稳定，经充分水化支持治疗，促进造影剂排泄后，患者症状均很快改善，完全恢复，未遗留任何后遗症状，病程短暂，符合造影剂脑病的特点。但在诊断时需要和神经系统的其他器质性或功能性疾病，如急性脑梗死（栓塞）、脑出血等预后不良的严重神经系统急症，以及癫痫、老年人术后认知功能障碍等进行鉴别，尤其脑出血及急性脑梗死（栓塞），较造影剂脑病更为常见，后果严重，需及时诊断处理，应首先排除，避免误诊，延误病情。此外，若为急性心肌梗死患者，还需警惕病情恶化如心功能不全、肺水肿所致缺氧或低血压、引起大脑弥漫性缺氧，从而产生上述症状。一般来说器质性脑病多会存在定位体征，心功能不全或心肌缺血会有生命体征、心电图及心肌损伤标记物、BNP 等变化，以及肺部啰音、呼吸困难、端坐呼吸等典型体征，综合判断，一般不会漏诊，需要注意的是关注动态变化，尤其对于急性脑缺血患者，症状会呈进展性。造影剂脑病一旦确诊，治疗比较简单，主要为对症处理，根据患者心功能情况，适度水化，必要时可应用利尿药促进排泄。对于谵妄患者在临床中还需考虑是否应用镇静药，但需要警惕可能会导致呼吸抑制以及掩盖神经系统症状。对于合并脑水肿的患者，可考虑使用激素或甘露醇，既往文献报道应用这些药物并无不良反应。此外，采取预防措施更为重要，手段主要包括：尽量使用非离子型低渗或等渗造影剂，术中使用不影响操作的最小造影剂剂量，围手术期充分水化，尤其是对肾功能不全的患者。我们报告的这 3 个病例中有 2 例使用的是等渗非离子型造影剂碘克沙醇，但依然出现造影剂脑病的表现，但是症状持续时间明显较应用碘普罗胺者短暂。针对此 3 例病例诊治过程中的缺憾是未能及时行头颅 CT 或 MRI 检查，对于造影术后出现急性神经功能损害，应首先考虑完善影像学检查除外脑出血及脑梗死。

相关进展

造影剂脑病研究现状

近年来随着冠状动脉介入治疗的广泛开展，造影剂所致的不良反应，包括造影剂相关过敏反应、肾损害等也越来越引起广泛关注，相对于这些常见并发症，造影剂引起的神经功能损害比较少见，但近年也报道得越来越多。

造影剂脑病（contrast-induced encephalopathy，CIE）或造影剂神经毒性（contrast-induced neurotoxicity，CIN）是血管造影术的罕见并发症。因其发病率极低，目前仍仅有个案报道描述这一疾病，尚缺乏大样本或随机对照研究，因此没有任何指南或专家共识等对此问题进行规范指导。目前在脑、颈动脉、脊髓以及冠状动脉血管成像检查中均发现有应用造影剂后出现造影剂脑病，涉及了造影剂的各个应用领域，较多的是神经介入治疗，冠状动脉介入检查或治疗术后出现造影剂脑病的报道最早见于 1970 年，Fischer 等[2] 首先报道冠状动脉造影术后出现短暂的皮质性盲，此后陆续有类似个案报道。Law 等[3] 报道 1 例伴有高血压、糖尿病、肾功能不全 CKD3 期等疾病的患者，其在接受复杂冠状动脉介入手术、于无名动脉应用较大累积剂量碘克沙醇（320 ml）12 h 后出现偏瘫，初步的 CT

检查发现右侧大脑半球脑水肿、脑沟消失，患者的症状在 24 h 内缓解，32 h 后行头颅 MRI 检查提示脑水肿改善。有文献总结在行冠状动脉造影的患者中 CIE 发病率大概为 1.5‰[4]。

造影剂脑病的临床表现包括头痛、呕吐、脑病、癫痫、皮质性盲、局灶性神经功能受损（如眼肌麻痹）等[4]。造影剂脑病通常发生于注射后的 2~12 h，一般在 24~72 h 消失[4]。诊断时除有神经系统功能障碍表现，必须经 CT 或 MRI 检查除外血栓栓塞及出血并发症可能。CIE 的 CT 表现非常多样，早期 CT 扫描图像可正常，也可表现为皮质或皮质下增强（图 3-1），脑水肿和（或）蛛网膜下腔高密度影或类似蛛网膜下腔出血的软组织密度影[6-10]。因部分患者的 CT 表现可能非常类似蛛网膜下腔出血，对于可疑脑出血的病例，除了通过临床表现和体征进行鉴别，可以通过测量 CT 值来区分高密影是血液还是造影剂，造影剂的 CT 值一般在 80~160 HU，而血液则为 40~60 HU[7]。仅给予支持性治疗即可快速自动恢复，症状可迅速完全消失是造影剂脑病的特点。

造影剂脑病症状不具有特异性，需要与其他的神经系统疾病相鉴别，除了急性脑梗死和脑出血等有明确定位体征及特异性表现的疾病，还需注意：①微血栓栓塞（通常表现为造影剂通过缓慢，血管造影没有明确的充盈缺损的定位，CT 上提示脑水肿）；②蛛网膜下腔出血（神经系统功能障碍不会迅速恢复，一般在 24~72 h 随访 CT，能发现造影剂染色的部位不会完全消退）；③高灌注综合征（弥散性脑水肿，CT 上脑回强化，大脑损伤严格局限于所处理动脉分布的区域），主要发生于接受颈内动脉血供重建的患者。神经系统的影像学检查对于鉴别诊断非常重要，需仔细观察，密切监测[11]。

造影剂脑病的诱发因素、危险因素及发病机制尚不明确。临床使用的放射对比剂主要为含碘造影剂，碘造影剂不良反应的发生机制复杂，主要可分为两类，包括特异性反应及其理化特性导致的非特异性反应，特异性反应主要为过敏性反应等；非特异性反应主要决定于造影剂的理化特性，包括渗透压、水溶性、电荷和黏滞度等。对比剂不良反应的性质、程度及发生率主要由对比剂的高渗性、化学毒性及电荷三个因素决定。目前对于造影剂神经毒性的发生机制仍不清楚，一般认为与造影剂的理化性质有关，是否存在免疫介导的变态反应导致神经系统损伤尚不确定。一般正常情况下造影剂无法通过血脑屏障，但造影剂的化学特性（如离子性、渗透性等）可能造成血脑屏障破坏，造影剂渗透进入脑脊液中，直接作用于皮质或皮质下，如果造影剂的渗透性增高，则可能对脑组织造成直接损害，毒性过大的情况下甚至可能出现不可逆的损伤。造影剂渗透入脑部后，会增加神经元兴奋性，导致皮质功能障碍[12]。有研究者为了探讨血管造影剂对脑细胞的影响和血脑屏障的关系，用猫进行了脑组织标本的电子显微镜研究，应用泛影葡胺钠右侧颈总动脉每隔 2 min 注入 2~3 ml，连续注射 15 次，并随即加注 thorium-dioxide (thoratrast) 1~1.5 ml 及含糖铁剂 (Sacharatediron) 1~1.5 ml 作示踪剂。注射完毕后采取脑皮质、白质、室管膜、脉络膜丛的标本，经快速脱水后切片、镜下观察。该研究发现多次重复注射造影剂后，在镜下可见紧密连接部有示踪剂。此外，毛细血管内皮细胞内亦有无数含示踪剂的囊泡。示踪剂也出现在脑的小毛细血管的周围区域（基膜），神经胶质细胞内也可能有少量的存在。造影后神经胶质细胞有可逆性的肿胀，为脑血管造影剂的不良反应。作者认为脑血管造影时多次重复注入造影剂，通过两种方式破坏了血脑屏障：①改变了脑内毛细血管内皮细胞间的"紧密"连接部使示踪物质得以通过。

②以胞饮方式通过内皮细胞进行输送[13]。

目前关于哪些危险因素促发 CIE 尚不确定,通常认为造影剂肾病的高危因素同样也能促使造影剂脑病的发生,如高龄、男性、高血压病患者是高危人群,合并有肝、肾功能不全或其他可导致造影剂清除减弱或脑功能损伤的疾病,也是出现造影剂脑病的高危因素。考虑到造影剂的理化特性是导致 CIE 的原因,一般认为非离子型、低碘浓度、低渗透性可能会减少 CIE 的发生,但也有研究[4]发现造影剂种类与造影剂脑病之间并没有确定的关系,目前临床使用的各种造影剂均有导致造影剂脑病的报道。此外,造影剂脑病是一种特异性反应,既往曾经或将来再次使用造影剂并不一定导致相同的并发症。Kocabay 等[4]报道了一组共 9 例冠状动脉介入术后出现造影剂脑病的患者,均使用低渗非离子型造影剂碘普罗胺(iopromide),剂量在 120~280 ml,平均 177±58 ml,发病时间在 30~240 min,平均 100±71 min,其中 5 例患者(56%)表现为意识障碍,2 例表现为眼肌麻痹,1 例为小脑功能障碍,1 例为单瘫。其中患有高血压病的占 89%,伴有高脂血症的占 55%,伴糖尿病者占 22%,高血压可能是造成造影剂外渗最主要的诱因,是 CIE 最重要的危险因素。

对于造影剂不良反应的发生重在预防,减少造影剂用量及充分水化是预防造影剂脑病的有效措施。但是最大可耐受剂量仍未确定,有些文献推荐 200 ml[3,6],另一些文献推荐如果全身用药,300 ml 是造影剂毒性反应的阈值[14]。动脉内给药和神经系统介入治疗最容易出现神经系统不良反应,如果是颅内血管选择性造影,可能更小的剂量就会损伤血脑屏障,Posci 等报道的病例,患者在接受右侧颈动脉造影,在应用了 25 ml 碘普罗胺后,患者在术中即出现了意识模糊、定向力障碍以及进行性左侧面、臂部轻偏瘫症状,急诊头颅 CT 平扫发现广泛的皮质高密影及右侧大脑中动脉及大脑前动脉分布区的脑水肿,未见脑实质出血。在应用了地塞米松及甘露醇治疗,24 h 后复查头颅 CT,未见脑梗死及脑回样高密影,右侧脑水肿减轻,患者的神经系统症状也明显改善[9]。碘浓度过高或注射速度过快将增加 CIE 风险,在操作过程中(尤其是脑血管介入操作)要注意注射速度。

目前还没有针对 CIE 的特异性治疗措施,建议术后充分水化以及密切观察,部分病例还应用了激素及甘露醇等抗脑水肿治疗,并没有发现有不良后果[15]。有文献报道对于 CIE 癫痫发作的患者应用苯二氮䓬类药物可控制发作[16]。

CIE 的临床预后通常非常良好,但仍可导致持久的神经功能障碍或者死亡,既往有多个病例报道造影剂应用后出现眼肌麻痹,恢复所需时间较长,可在数天或十余天,这提示眼肌麻痹可能是 CIE 的严重表现,多由于第三、第四、第六脑神经麻痹所致[4]。既往报道还有出现小脑共济运动失调。介入术后出现急性神经功能改变应考虑到有 CIE 可能。此外,目前尚缺乏对有 CIE 病史的患者再次接受造影剂暴露的安全性研究,既往个案报道重复造影剂暴露并不增加 CIE 发生风险,但对于既往有 CIE 病史的患者再次应用造影剂仍需谨慎[6]。

综上所述,造影剂脑病是一种由于使用血管造影剂而导致的急性的、自限性的、具有良好预后的短暂神经系统的功能紊乱,但是可能给医疗工作带来不便,并有可能加重患者原有疾病,还是需要加以认识并积极防治,一旦出现应积极分析原因,尽早处理,防止不可逆事件的发生。

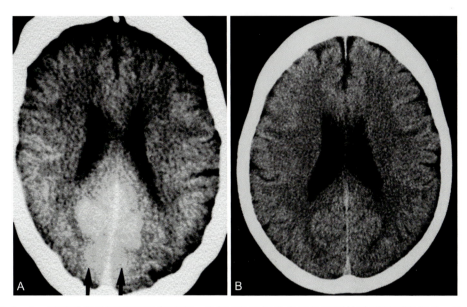

图 3-1　A. 冠状动脉造影后出现皮质盲，头颅 CT 平扫检查显示双侧枕叶明显对称强化；B. 6 h 后复查头颅 CT 平扫，未见残余造影剂强化

引自：Tatli E, Buyuklu M, Altun A. An unusual but dramatic complication of coronary angiography: transient cortical blindness. Int J Cardiol. 2007; 121(1): e4–6.1

（朱　梅　刘丽凤　孔维再　王　禹）

参 考 文 献

[1]　Tatli E, Buyuklu M, Altun A. An unusual but dramatic complication of coronary angiography: transient cortical blindness. Int J Cardiol, 2007, 121(1):e4–6.

[2]　Fischer-Williams M, Gottschalk PG, Browell JN. Transient cortical blindness. An unusual complication of coronary angiography. Neurology, 1970, 20(4): 353–355.

[3]　Law S, Panichpisal K, Demede M, John S, Marmur JD, Nath J, Baird AE. Contrast-Induced Neurotoxicity following Cardiac Catheterization. Case Rep Med, 2012: 267860.

[4]　Kocabay G, Karabay CY, Kalayci A, Akgun T, Guler A, Oduncu V, Tanboga IH, Izgi A, Kirma C. Contrast-induced neurotoxicity after coronary angiography. Herz.

[5]　Torvik A, Walday P. Neurotoxicity of water-soluble contrast media. Acta Radiol Suppl, 1995, 399: 221–229.

[6]　Chisci E, Setacci F, de Donato G, Setacci C. A case of contrast-induced encephalopathy using iodixanol. J Endovasc Ther, 2011, 18(4): 540–544.

[7]　Yu J, Dangas G. Commentary: New insights into the risk factors of contrast-induced encephalopathy. J Endovasc Ther, 2011, 18(4): 545–546.

[8]　Fang HY, Kuo YL, Wu CJ. Transient contrast encephalopathy after carotid artery stenting mimicking diffuse subarachnoid hemorrhage: a case report. Catheter Cardiovasc Interv, 2009, 73(1): 123–126.

[9]　Potsi S, Chourmouzi D, Moumtzouoglou A, Nikiforaki A, Gkouvas K, Drevelegas A. Transient contrast encephalopathy after carotid angiography mimicking diffuse subarachnoid haemorrhage. Neurol Sci, 2012, 33(2): 445–448.

[10]　Gurer B, Yilmaz ER, Kahveci R, Sekerci Z. Non-ionic contrast media neurotoxicity mimicking intracerebral hematoma. Acta Neurochir (Wien), 2011, 153(2): 419–420.

[11]　Nicosia A, Nikas D, Castriota F, Biamino G, Cao P, Cremonesi A, Mathias K, Moussa I, Hopkins LN, Setacci C, Sievert H, Reimers B. Classification for carotid artery stenting complications: manifestation, management, and prevention. J Endovasc Ther, 2010, 17(3): 275–294.

[12]　Rama BN, Pagano TV, DelCore M, Knobel KR, Lee J. Cortical blindness after cardiac catheterization: effect of rechallenge with dye. Cathet Cardiovasc Diagn, 1993, 28(2): 149–151.

[13]　Waldron RL, 2nd, Bridenbaugh R, Purkenson M, Dempsey EW. The effect of angiographic contrast media at the cellular level in the brain. Radiology, 1973, 108(1): 187–189.

[14]　Iwata T, Mori T, Tajiri H, Miyazaki Y, Nakazaki M. Repeated injection of contrast medium inducing dysfunction of the blood-brain barrier: case report. Neurol Med Chir (Tokyo), 2013, 53(1): 34–36.

[15]　Guimaraens L, Vivas E, Fonnegra A, Sola T, Soler L, Balaguer E, Medrano J, Gandolfo C, Casasco A. Transient encephalopathy from angiographic contrast: a rare complication in neurointerventional procedures. Cardiovasc Intervent Radiol, 2010, 33(2): 383–388.

[16]　Nelson M, Bartlett RJ, Lamb JT. Seizures after intravenous contrast media for cranial computed tomography. J Neurol Neurosurg Psychiatry, 1989, 52(10): 1170–1175.

病例 4

食管癌外科手术前发生急性心肌梗死

学习要点

肿瘤伴冠心病在临床工作中非常常见。此类患者部分来自外科，患者已经确诊为肿瘤，准备手术过程中或术后发生急性心肌梗死，后转至心内科。另一部分是因冠心病入住心内科，在完善检查过程中发现恶性肿瘤，从肿瘤方面考虑需要尽早手术，但患者高危，心绞痛频发，心脏状况使患者不能耐受麻醉及手术。若考虑使用介入方法解决冠状动脉病变，支架置入术后的强化抗血小板治疗对外科手术造成很大的影响，因此肿瘤并冠心病的处理也是临床工作中经常遇到的难点。

病例摘要

患者，男，57 岁。主因"进食不畅 5 个月"入我院。5 月前患者在当地医院行胃镜及病理检查，明确诊断为食管癌（高分化鳞癌），现为行手术治疗入我院。既往高血压病 10 年，血压控制在 120/70 mmHg 左右。2004 年因冠心病在当地医院行冠状动脉造影，结果显示：右冠状动脉近段狭窄 99%，前降支狭窄 95%，回旋支狭窄 60%，于前降支及右冠状动脉各植入药物支架 1 枚。2012 年 5 月因胸闷再发，复查造影显示，右冠状动脉支架内再狭窄，于右冠状动脉再次植入药物支架 1 枚，术后规律口服双联抗血小板及他汀类药物。2012 年 11 月 21 日为行食管癌手术收入胸外科。入院后查体正常。血常规、血生化（肝肾功、血糖、血脂）及心电图检查未见异常。入院诊断：①食管癌；②冠心病，冠脉动脉支架植入术后；③高血压病 2 级。

停用阿司匹林 13 d 及硫酸氢氯吡格雷 11 d 后，患者于 11 月 24 日早晨诉胸痛，症状间断发作，发作时心电图未见异常，也未见动态改变（图 4-1，图 4-2），后行心肌损伤标志物肌钙蛋白 T 0.124 ng/ml，肌酸激酶 401.1 U/L，肌酸激酶同工酶 38.97 ng/ml，考虑急性非 ST 段心肌梗死。于 11 月 26 日行冠状动脉造影，造影所见：回旋支发出 8 mm 后完全闭塞（图 4-3），余血管造影未见异常，于回旋支植入 TITAN 裸支架 2 枚（图 4-4），术后口服抗血小板药物，病情稳定。PCI 术后 2 月患者在我院放疗科对食管癌原发肿瘤、转移淋巴结及纵隔淋巴结引流区行放射治疗。PCI 术后 3 个月在我院胸外科全麻下行食管癌大部切除术、食管胃弓上吻合术，围手术期停用阿司匹林和硫酸氢氯吡格雷，继续口服他汀及 β 受体阻滞药，手术历时约 4 h，失血约 200 ml，手术过程顺利，术后恢复好。

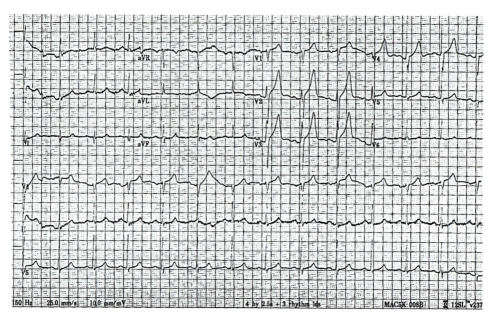

图 4-1　入院时心电图

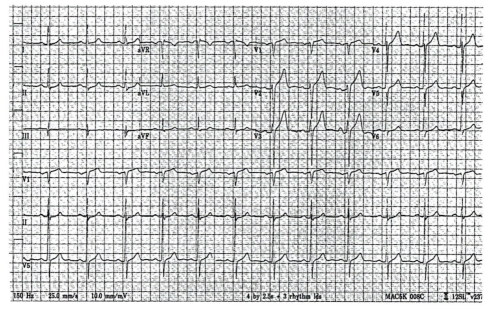

图 4-2　症状发作时心电图

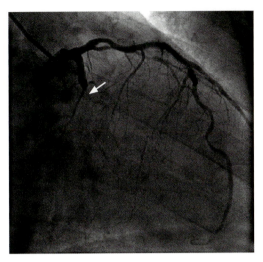

图 4-3　术前，回旋支闭塞处（右足位，白色箭头所示）

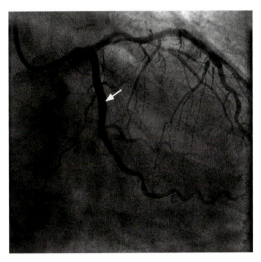

图 4-4　术后，回旋支支架植入后（右足位，白色箭头所示）

（手术医师：陈艳明　田进文）

　　随着冠心病及肿瘤发病率的不断上升，在外科及心内科的临床工作中经常遇到冠心病及肿瘤并存的情况。针对这个患者有几个问题需要注意。

　　1. **肿瘤手术的术前评估**　合理评估，积极干预。从肿瘤方面考虑，明确诊断后应尽早手术。但是该患者入院前 1 d 在口服双联抗血小板药的情况下仍间断有心绞痛发作，并且既往行冠状动脉造影检查提示多支病变，其中回旋支有 60% 狭窄病变未处理，提示患者冠脉病变不稳定（TIMI 分级属高危），应考虑延缓或取消手术，优先治疗心脏疾病。因此对于该患者，术前行冠状动脉造影更为稳妥，以了解冠状动脉病变进展情况，避免食管癌围手术期发生大的心脏不良事件。

　　2. **该患者心肌梗死的诊断主要依据心肌酶的动态变化及症状**　患者入院及症状发作时、支架植入术后多次行心电图检查未见异常，这与回旋支支配的心肌缺血在心电图上常不能够良好反映有关。行冠状动脉造影后提示该患者回旋支急性血栓形成，远段闭塞，肌酸激酶同工酶定量升至 84.32 ng/ml，肌钙蛋白 T 升至 2.78 ng/ml，提示回旋支闭塞后造成心肌坏死。在临床工作中经常发现，回旋支闭塞病变，约 50% 病例常规 12 导联心电图无改变。临床高度怀疑急性左回旋支闭塞而初始心电图无法诊断，建议加做 $V_7 \sim V_9$ 导联，若 ST 段抬高 0.05 mV（小于 40 岁男性 ≥ 0.1 mV）对心肌梗死的诊断具有重要意义。

　　3. **裸支架植入后外科手术时机**　考虑到患者需要尽快行外科手术，肿瘤患者发生急性心肌梗死时应优选金属裸支架。金属裸支架植入 6 周之内发生支架内血栓风险大（尤其支架植入 2 周内），此时需要阿司匹林和氯吡格雷双联抗血小板，6 周后裸支架 95% 的金属表面内皮化。但是裸支架植入 12 周后可能发生支架内再狭窄。因此对于已经植入裸支架的冠心病患者，其择期的非心脏外科手术最佳的手术时间是裸支架植入术后的第6周至12周。

4. **围手术期抗血小板药物的调整**　Burger 等[1] 进行 meta 分析发现围手术期应用阿司匹林虽然增加出血的风险，但是并不增加围手术期严重的出血并发症。随机对照试验也表明[2]，围手术期应用小剂量阿司匹林（75 mg），可以减少主要不良心血管事件的发生。但实际临床工作中，外科医生因为担心术中出血，经常术前过早的停用双联抗血小板药（此例停用阿司匹林13 d、硫酸氢氯吡格雷11 d），事实也证明了过早停用双联抗血小板药会增加血栓风险。根据目前已有的证据表明，只要出血风险小、部位难控制除外（如颅内手术及前列腺切除手术），阿司匹林整个围术期应该继续应用，氯吡格雷需术前5 d停用即可，术后无出血风险后及时加用。

5. **肿瘤患者的多学科会诊**　肿瘤患者的处理牵扯到多个学科，如肿瘤外科、放疗科、肿瘤内科、心血管内科，因此对肿瘤合并冠心病的患者多学科会诊具有重要意义。对该患者因急性心肌梗死行支架植入术，术后1个月内因双联抗血小板而不能进行外科手术，可到放疗科／肿瘤内科等相关科室进行放疗、化疗等治疗，减少肿瘤的增长、转移等风险。

相关进展

非心脏手术围术期心血管危险因素的评估及心血管疾病管理（ESC2009）[3]

1. **术前评估－合理评估风险，积极干预**　围术期风险主要由手术分级、患者功能状态及其合并的临床情况构成，根据以上综合做出风险的判断。

（1）手术分级：外科手术对每一位患者而言，均是应激反应。因为外科手术组织损伤，患者会有心动过速及高血压，因此增加心脏氧耗，另外外科手术常伴随高凝及血栓形成。这些风险持续的时间及程度与手术相关。尤其对于肿瘤患者，因为肿瘤组织释放的促凝血因子等，血栓形成风险更高。因此根据对心血管系统的影响，外科手术分成低危、中危、高危（表 4-1）。

表 4-1　外科手术风险评估

低危（<1%）	中危（1%～5%）	高危 >5%
乳腺手术	腹部手术	主动脉及大血管手术
牙科手术	颈动脉手术	外周血管手术
内分泌手术	外周动脉血管成形术	
眼科手术	经血管假性动脉瘤修补术	
妇科手术	头颈部手术	
重建手术	神经／重建手术－大（髋关节及脊柱手术）	
矫形手术－小（膝关节）	肺、肾、肝脏移植	
泌尿科手术－小	泌尿科手术－大	

尤其需要注意：腹腔镜手术虽可以减少组织创伤、减少肠麻痹的发生。但是需人工气腹而造成腹腔内压显著升高，导致静脉回流减少，心排血量减少，血管阻力升高。因此对肿瘤患者而言，腹腔镜手术患者的围术期心血管危险评估等同于开腹手术，即中危。

（2）患者功能状态：患者的功能状态以基础代谢当量（metabolic equivalents，METs）衡量。1MET，即基础代谢率，是指在安静状态下维持生命所需的最小热量。4METs 相当于爬 2 层楼所需的热量；费力的运动如游泳需要 10METs 以上。如果术前患者能够爬 2 层楼、走上坡路、能够短跑或者能够完成重家务如擦地板等，提示患者有良好的心脏功能状态，围术期心脏风险低。

（3）危险评分：术前根据患者临床情况进行心血管风险评估也非常重要，目前常用的为 Lee 风险评估，包括六项（共 6 分，每项占 1 分）：缺血性心脏病【心绞痛和（或）心肌梗死】；高风险外科手术；心力衰竭；脑卒中／脑缺血发作；需要胰岛素治疗的糖尿病；肾功能不全／肾脏血液透析（血肌酐 >2 mg/dl 或 eGFR<60 ml/min）。0 分心血管事件发生率为 0.4%，1 分为 0.9%，2 分为 7%，≥ 3 分为 11%。

（4）建议的检验、检查：根据患者的外科手术、功能状态、合并临床情况进行完善进一步检查。在心衰和心肌梗死患者，肌钙蛋白 T 和肌钙蛋白 I 具有指示作用。若患者围术期肌钙蛋白升高，提示预后不良。BNP 和 NT-proBNP 由心肌细胞产生。在心衰、急性冠状动脉综合征和缺血性心脏病时，BNP 和 NT-proBNP 对预后具有指导意义。

心电图：是否所有类型外科手术，术前均需行心电图检查，目前尚有争议。

超声心动图：外科手术高风险的患者或原因不明呼吸困难者，术前可考虑行超声心动图检查，评价心功能。

冠状动脉造影指征为侵入性检查。急性 ST 段抬高心肌梗死，急性非 ST 段抬高心肌梗死和不稳定心绞痛时必须在术前行冠状动脉造影检查（Ⅰa）。

2. 非心脏手术围手术期减低冠心病风险的其他办法

（1）β 受体阻断药[4]：围术期，儿茶酚胺升高，心率增快和心肌收缩力增强、心肌耗氧量增加。至少术前 1 周应用 β 受体阻断药，控制心率 60～70/min，收缩压 >100 mmHg，推荐以下情况应用 β 受体阻断药：缺血性心脏病，中高危险外科手术。既往因高血压、缺血性心脏病、心律失常、收缩性心衰应用 β 受体阻断药围术期需要继续应用。低危险外科手术可以考虑应用 β 受体阻断药（Ⅱb）。

（2）他汀类药物：他汀具有稳定斑块等作用。高风险外科手术最好在术前 30 d、最少 7 d 开始他汀治疗，并在围术期继续该治疗。

（3）硝酸酯类药物：硝酸酯类药物可以逆转心肌缺血，但是对心肌缺血、心肌梗死、心脏性死亡无影响。硝酸酯类药物可以引起心动过速及低血压，所以在围术期是Ⅱb 推荐。

（4）ACEI 类药：独立于降压作用，ACEI 类药物具有器官保护作用。在收缩性心功能不全患者，建议围术期继续或开始应用 ACEI 类药物。但是在应用 ACEI 类药物进行降压治疗的患者，术前 24 h 应该停用此药，以免麻醉期间出现低血压。术后容量稳定后，尽早应用 ACEI 类药物。ARB 药物应用同 ACEI 类药物。

（5）钙离子拮抗药：变异型心绞痛患者围术期可以继续应用钙离子拮抗药。

（6）阿司匹林：术前口服阿司匹林的患者围术期可以继续应用（Ⅱa），只有在出血难以控制的情况下，考虑停用阿司匹林（Ⅱa）。

3. 冠心病患者非心脏术围术期冠状动脉血管重建指南要点　按照指南冠心病患者若合并以下情况，进行血供重建可以减少外科风险[1, 2]：

（1）有左主干狭窄的稳定性心绞痛患者，在非手术以前接受冠状动脉重建是有效的（Ⅰa类）。

（2）有三支血管病变的稳定性心绞痛患者在非心脏手术以前接受冠状动脉重建是有效的（Ⅰa类）。

（3）有两支病变且左前降支明显狭窄和左心室射血分数<0.5或无创性检查证实有心肌缺血的稳定性心绞痛，在非心脏手术前接受冠状动脉重建是有效的（Ⅰa类）。

（4）高危不稳定性心绞痛或非ST抬高型心肌梗死患者推荐非心脏手术前进行冠状动脉重建（Ⅰa类）。

（5）ST段抬高型心肌梗死患者推荐非心脏手术前进行冠状动脉重建（Ⅰa类）。

4. PCI后的肿瘤外科手术时机　裸支架植入患者外科手术时机6周至3个月，最好在支架植入术后的第3个月；球囊扩张2周以上，药物涂层支架在1年之后可以考虑手术（图4-5）。

根据患者经皮冠状动脉血管成形术的特点，决定外科手术的最佳时机。目前认为外科手术期间一般不需停用阿司匹林。硫酸氢氯吡格雷术前5d停用。

5. 小结

（1）冠心病合并肿瘤的患者的处理，牵扯到多个学科（外科、放疗科、肿瘤内科、心内科）。常规多学科会诊，以评价预期寿命是否在1年以上。与患者及家属充分沟通会诊结果，在患者及家属充分了解病情和预后的情况下，决定下一步诊疗措施。

（2）对急性心肌梗死（STEMI/NSTEMI）及药物不能控制的心绞痛患者，肿瘤手术前非常有必要行冠状动脉造影检查，根据造影情况积极干预。对左主干病变／三支病变／两支病变且左前降支明显狭窄和左心室射血分数<0.5的稳定性心绞痛患者，肿瘤术前血供重建可以减少外科围手术期风险。

（3）裸支架植入6～12周，药物支架植入1年后可考虑行外科手术。建议外科医师若外科手术出血风险低，则围术期继续口服阿司匹林。若患者支架植入时间较短而需急诊外科手术，这时支架内血栓风险极大，我们中心除停用硫酸氢氯吡格雷，同时应用短效抗血小板Ⅱb/Ⅲa受体拮抗药替罗非班，并于肿瘤术前4h停用，术后及早应用双联抗血小板药物阿司匹林和硫酸氢氯吡格雷。

（4）某些少见的情况下，如威胁生命而需要急诊外科手术时，此时优先外科手术，此时给予积极的药物（如他汀、β受体阻断药）降低心血管不良事件发生的风险。

（5）择期肿瘤手术，术前根据手术分级、患者功能状态及其合并临床情况对手术风险进行合理评估。

（6）至少术前1周应用β受体阻断药和他汀类药物，若同时合并左室收缩功能不全应用ACEI类药物，以减少围术期风险。若患者有变异型心绞痛围术期可以加用钙离子拮抗药。

（7）冠心病并肿瘤的患者，因为手术的应激、高凝状态，术后发生心肌梗死可能性明显升高。外科术后心肌梗死高峰期在术后第 3 天，常为无痛性，因此对肿瘤术后的冠心病患者，术后复查心电图、CKMB、TNI、TnT 很有意义。

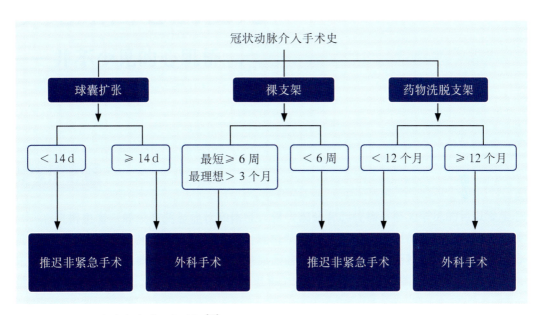

图 4-5　PCI 后的肿瘤外科手术时机[3]

（陈艳明　王　禹　马清华　王凤启）

参 考 文 献

[1] Burger W, Chemnitius JM, Kneissl GD, Rucker G. Low-dose aspirin for secondary cardiovascular prevention—cardiovascular risks after its perioperative withdrawal versus bleeding risks with its continuation—review and meta-analysis. J Intern Med, 2005, 257: 399–414.

[2] Oscarsson A, Gupta A, Fredrikson M, et al. To continue or discontinue aspirin in the perioperative period: a randomized, controlled clinical trial. Br J Anaesth, 2010, 104(3): 305–312.

[3] Poldermans D, Bax JJ, Boersma E, et al. Guidelines for pre-operative cardiac risk assessment and perioperative cardiac management in non-cardiac surgery. Eur Heart J, 2009, 30(22): 2769–2812.

[4] Fleisher LA, Beckman JA, Brown KA, et al. 2009 ACCF/AHA focused update on perioperative beta blockade incorporated into the ACC/AHA 2007 guidelines on perioperative cardiovascular evaluation and care for noncardiac surgery: a report of the American college of cardiology foundation/American heart association task force on practice guidelines. Circulation, 2009, 120(21): e169–276.

随访 1 年，患者规律服药，未再出现活动后胸闷、胸痛。

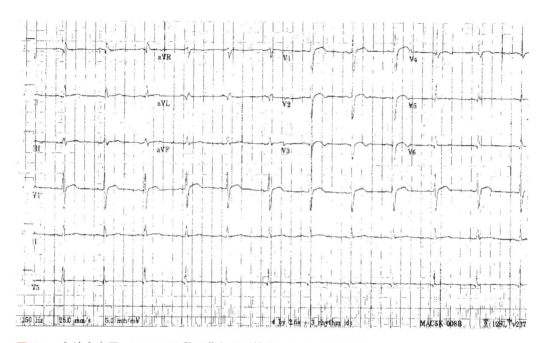

图 5-1 急诊心电图：$V_1 \sim V_3$ ST 段弓背向上型抬高，$V_1 \sim V_4$ T 波倒置

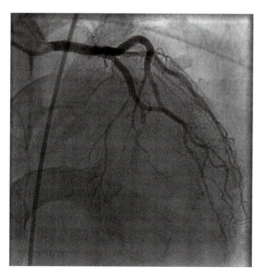

图 5-2 左冠状动脉造影：左主干正常，前降支中段完全闭塞。回旋支未见明显狭窄

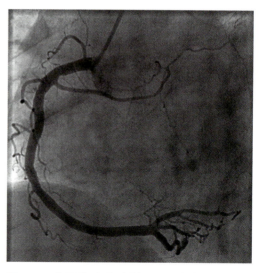

图 5-3 右冠状动脉造影：近、中段轻度动脉粥样硬化，未见明显狭窄，前向血流 TIMI 3 级

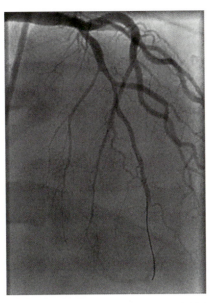

图 5-4　BMW 钢丝通过前降支后，血栓脱落至前降支远端，原血管闭塞处未见明显狭窄

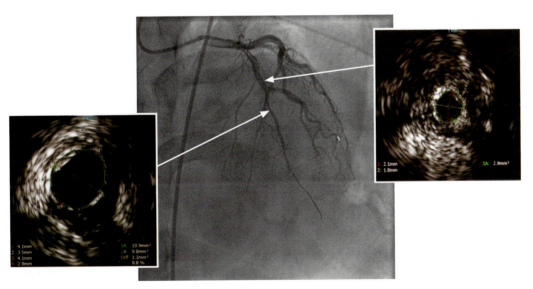

图 5-5　前降支闭塞段 IVUS 显示：未见明确动脉粥样硬化斑块，前降支近段（第一对角支近段）可见轻度动脉粥样硬化斑块

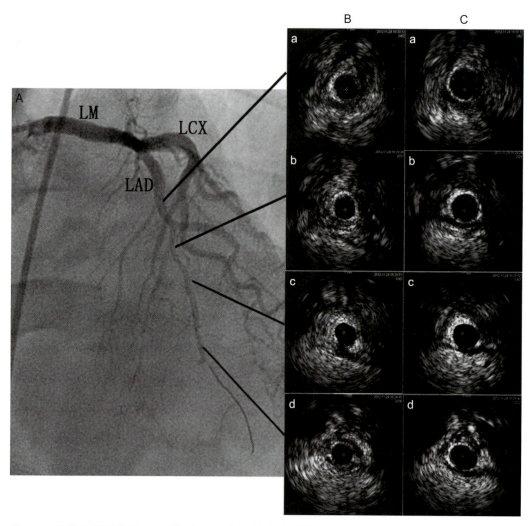

图 5-6　前降支不同节段 IVUS 发现：A. 左冠状动脉造影；B. 心脏收缩期前降支被心肌桥压迫，管腔变小；C. 心脏舒张期，心肌桥压迫解除，前降支管腔变大。从 a~d 不同节段均可见半月征，其为心肌桥的典型表现。该患者心肌桥较长，从前降支近段一直延续到前降支远段。且为深在型心肌桥，即血管壁周径的 1/2 以上均为心肌桥

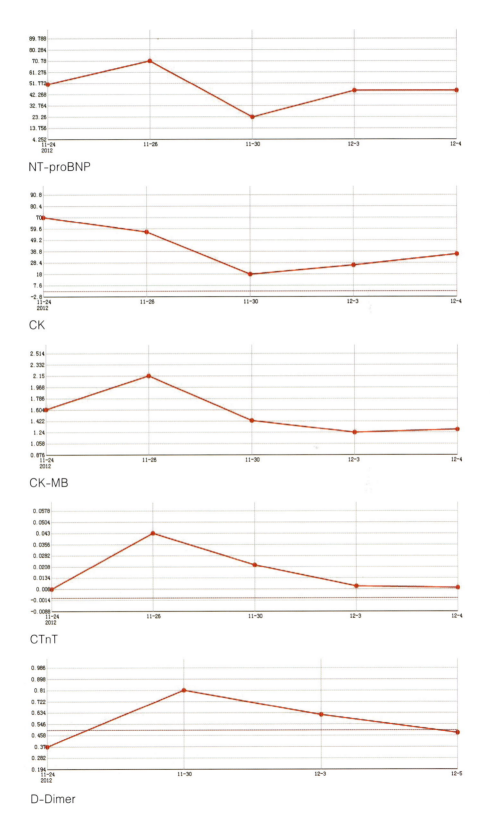

NT-proBNP

CK

CK-MB

CTnT

D-Dimer

图 5-7 术后各种化验指标的趋势图

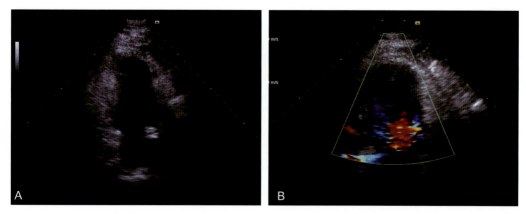

图 5-8　术后心脏超声心动图：左室舒张末径 39（37~53 mm），LVES 28（23~36 mm），室间隔厚度 11（8~11 mm），左室后壁厚度 10（8~11 mm），EF 值 55（50%~70%），左房前后径 33（<40 mm），右室前后径 30（33~43 mm），心间部节段性运动减弱

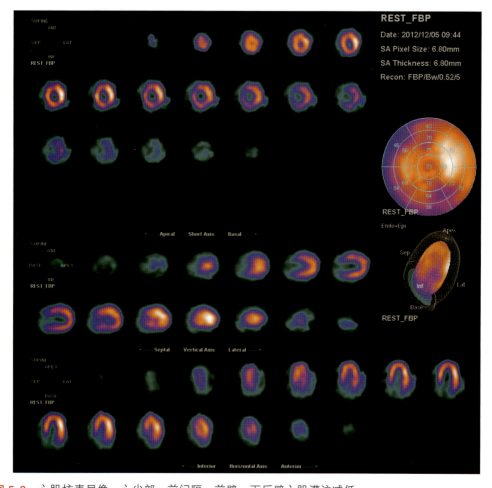

图 5-9　心肌核素显像：心尖部、前间隔、前壁、下后壁心肌灌注减低

（手术医师：白　静　梁　伟　薛　桥）

专家点评

心肌桥是指桥样跨越冠状动脉的心肌（myocardial bridge MB），而肌桥下的小段冠状动脉叫壁冠状动脉或壁血管（mural coronary artery，MCA）。过去仅尸检的发现率 5.4%～85.7%，临床几乎不能诊断且多以误诊为主。近几年由于 DSA 血管机数字化发展使现在冠状动脉造影检出率可达 17%[3]，特别是 CT 技术高速发展如目前广泛应用双源 CT 与多层螺旋 CT 对心肌桥检出率有大幅提高。近年来研究证实，心肌桥的长度、位置、血管表面心肌厚度以及心脏收缩时壁冠状动脉受压的程度等因素是影响患者有无症状的原因。大部分心肌桥不会导致明显的临床症状，但是有文献报道了心肌桥可以通过冠状动脉痉挛导致急性心肌梗死，并通过麦角新碱及乙酰胆碱激发试验证实了这一结果。在情绪波动、剧烈运动、用力排便、剧烈咳嗽等诱因下，患者心脏舒张期缩短，心肌灌注时间缩短，且心肌收缩增强可加重压迫，进一步损伤内皮细胞，继发血栓形成，从而引起急性心肌梗死。本例患者通过典型症状、心肌酶学、心电图及冠状动脉造影可以明确诊断急性心肌梗死。但患者除高血压及肥胖外，不具备其他冠心病的传统危险因素，如吸烟、糖尿病、高脂血症等。其 IVUS 检查也进一步证实，患者罪犯血管，前降支内并未见到粥样硬化斑块及斑块破裂的表现。我们却可以清楚看到前降支长而深的心肌桥。患者发病是在 10 km 长走之后。这也可能造成心肌桥伴发持续性的痉挛，因此局部血流减慢，形成血栓。因此，抗痉挛治疗及抗栓治疗对该患者至关重要。

相关进展

最早在 1737 年尸检时发现心肌桥的存在。提出心肌桥－壁血管概念是在 1922 年；而用影像学检查方法显示心肌桥-壁血管是在 1950 年；以论文方式报道心肌桥－壁血管影像表现如"收缩期狭窄"是 1962 年。心肌桥－壁血管长度一般为 5～45 mm、心肌桥下壁血管位于心肌深度最深可达 5～12 mm。心肌桥－壁血管可以单个也可以多个，一般心肌桥－壁血管发生在前降支中段、远段区域，回旋支中段、对角支、间隔支，右侧冠状动脉远段与后降支相对发生较少发生。根据壁冠状动脉陷入心肌深度有三种分型即表浅型、纵深型、环绕型。按收缩期壁冠状动脉狭窄程度分为 3 级，狭窄 ≤ 50% 为 1 级、50%～70% 为 2 级、≥ 75% 为 3 级。从生理学角度讲，心肌桥对壁冠状动脉有天然保护作用，无心肌桥保护的心外膜下冠状动脉发生粥样硬化的概率显著高于壁冠状动脉。心肌组织学、血管内超声提示肌桥下壁血管内膜极少发生粥样硬化；肌桥对壁血管的保护作用机制与壁血管张力极低有关；肌桥收缩时可以形成强大的组织压、几乎接近甚至超过血管内压，可以大大减少血管壁张力，有研究[1]显示冠状动脉陷入心肌深度越深，壁血管张力降低越显著，甚至可以减少 63%～80%。壁血管张力下降极大保护壁血管内膜免遭血管壁张力损害，大大减少动脉粥样硬化发生。壁血管收缩期受压，长时间周而复始必然引起狭窄段血管局部形成高剪切力改变，使血管超微结构如内皮细胞形态发生变化。心肌桥近段冠状动脉易于发生粥样硬化。心肌桥－壁血管近段血管由于压力增高、血流速度缓慢甚至发生"涡流"改变，造成血流对血管壁形成的侧压力发生重新分布，易于使血管壁增厚，形成动脉粥样硬化[2]。心肌桥对心肌缺血与心肌间质纤维化发生存在独立危险因素。心肌病理学显示，几乎所有的心肌桥患者肌桥局部区域心肌间质有纤维化改变。研究显示肌桥下壁冠状动脉动态变化对心脏左室射血分数 EF 值有影响；壁血管（MCA）在心动周期中收缩期的缩窄率、肌桥（MB）的厚度与肌桥指数（MB 指数 =MCA 长度 ×MB 厚度）等对 EF 值均有影响，这三个指标中壁血管在收缩期缩窄程度影响最大为正向影响；当壁血管缩窄率越大即动脉受压越明显，越容易导致心肌局部缺血。还有壁血管在心动周期中受心肌桥收缩期挤压引起狭窄，这类挤压性狭窄可以持续到舒张早期。[3] 有超声多普勒检查发现舒张早期壁血管血流持续减弱，随后血流突然加速改变；假如心动过速（心率 90～120/min）舒张期缩短情况下，心肌桥极易引起心肌缺血发生。

（白　静　张俊然　王　禹　薛　桥）

参 考 文 献

[1] Schwarz ER, Gupta R, Haager PK. et al. Myocardial bridging in absence of coronary artery disease: proposal of a new classification based on clinical-angiographic data and long-term follow-up[J]. Cardiology, 2009, 112: 13–21.

[2] Erbel R, Ge J, Mohlenkamp S. Myocardial bridging; a congenital varianta an anatomic risk factor for myocardial infarction. Circulation, 2009, 120: 357–359.

[3] 卫洪超，任晓庆，叶赞凯，等 . 肌桥所致心肌缺血机制与治疗 . 中国心血管病研究，2012，10(4): 286–290.

病例 6

替罗非班诱导的血小板减少症

——简单 A 型病变介入治疗术后的复杂结果

学习要点

　　替罗非班常常用于急性冠脉综合征支架植入术的患者。替罗非班诱导的血小板减少症（GIT）临床少见，但危害极大，一旦发生，常几十分钟至数小时即可造成血小板降至几万乃至几千。治疗上一方面要警惕自发性出血，另一方面又要防止支架内血栓形成。平衡出血与血栓的风险是该问题处置的难点。

病例摘要

　　患者，男性，67 岁。主因"发作性胸闷 1 月余"入院。患者自入院前 1 月无明显诱因出现胸闷，多于劳累后发作，每次持续 5~10 min，口服硝酸酯类药物胸闷症状可缓解。2012 年 6 月 27 日在我院门诊行冠状动脉 CT 检查提示：右冠状动脉近段高度狭窄，前降支和回旋支硬化伴轻度狭窄，为进一步诊治收入。入院查体：体温 36℃，脉搏 60/min，呼吸 18/min，血压 125/75 mmHg，心肺腹查体未见明显阳性体征，双下肢不肿，足背动脉搏动好，双侧病理征阴性。实验室检查：血常规 Hb 141 g/L（137~179 g/L），PLT 234×10⁹/L（100~300×10⁹/L）；丙氨酸氨基转移酶 23 U/L（0~40 U/L），肌酐 76.9 μmol/L（30~110 μmol/L），CK 109.8 U/L（2~200 U/L），CK-MB 1.25 ng/ml（0~6.5 ng/ml），BNP 77.04 pg/ml（0~150 pg/ml）。入院诊断：1. 冠状动脉粥样硬化性心脏病，不稳定性心绞痛；2. 高血压病 3 级（极高危）。入院后择期行冠状动脉造影：前降支、回旋支弥漫性不规则狭窄 30%~50%（图 6-1），右冠状动脉（图 6-2）开口正常，发出锐缘支前局限性狭窄约 90%，锐缘支开口狭窄约 80%，于右冠状动脉植入雷帕霉素洗脱支架 3.5×21mm 1 枚（图 6-3），术中累计应用肝素 10 500 U，因手术过程中右冠状动脉支架术后有慢血流，术后使用盐酸替罗非班氯化钠注射液 10 ml/h 速度静脉泵入，使用约 8 h 后因静脉穿刺部位渗血明显急查血小板计数 10×10⁹/L（术前为 234×10⁹/L），应用枸橼酸钠抗凝法复查血小板计数为 3×10⁹/L，除外 EDTA 依赖的假性血小板减少症。血红蛋白、肝肾功能及凝血指标均正常，立即停用所有抗血小板药物，请血液科会诊指导治疗，建议给予甲泼尼龙 40 mg 静脉滴注；输注新鲜血小板 1 U；促血小板生成素 1 mg，皮下注射，1/d。定期复查血常规，48 h 后血小板升高至 60×10^9/L，停用甲泼尼龙，应用 5 d 促血小板生成素血小板升高至 71×10^9/L 后停用，并恢复阿司匹林和硫酸氢氯吡格雷抗血小板治疗。术后第 6 d，患者诉胸痛，伴大汗及恶心。心电图提示（图 6-8）：Ⅱ、Ⅲ、AVF 导联 ST 段抬高。与术前心电图（图 6-7）比较存在动态演变，考虑急性下壁缺血。立即行急诊冠状动脉造影，术中给予肝素 100 U/kg。造影提示（图 6-4）右冠状动脉支架内血栓，在血栓抽吸 2 次后，恢复 TIMI 3 级血流，但约 5 min 后造影显示血栓又明显增加，反复进行 5 次血栓抽吸，追加肝素至 250 U/kg。测 ACT 250 s。血栓仍有不断增加趋势（图 6-5），并向支架两侧延展，反复用 3.5 mm 的非顺应性球囊高压扩张支架 5 次，遂于右冠状动脉近段原支架内再次植入 3.5×29 mm 雷帕霉素洗脱支架（图 6-6），继续观察 1 h，未见新鲜血栓形成，返回病房。第二次支架术后给予阿司匹林 100 mg，每日一次；硫酸氢氯吡格雷（波立维）150 mg，每日 1 次强化抗血小板治疗。2012 年 7 月 16 日即第二次支架术后第 2 天 7:00 患者出现构音障碍，右侧鼻唇沟变浅，右侧肢体肌力 5- 级，痛觉减弱。症状出现后复查头颅 CT（图 6-9）：未见出血灶，左侧内囊可疑梗死灶。继续低分子肝素抗凝、强化抗血小板治疗，血压维持在 140/90 mmHg 左右，间断脱水降颅压，促进神经系统功能恢复。当天查血小板计数 292×10^9/L；血小板聚集率 62%。监测血小板进一步升高，在停用重组血小板生成素 7 d 后血小板升高至 834×10^9/L，再次请血液科会诊建议应用羟基脲 1 g，每日 2 次降血小板治疗，连续应用 7 d 羟基脲血小板降低至 636×10^9/L，停用羟基脲，继续阿司匹林 100 mg，氯吡格雷 150 mg 抗血小板及戊糖抗凝治疗，停用羟基脲 10 d 后血小板将至 186×10^9/L，血小板的变化趋势如图 6-10。脑梗死症状出现 1 周复查头颅 CT：提示左侧内囊部脑梗死。继续给予康复锻炼，患者病情逐渐平稳出院，随访 18 个月病情平稳。

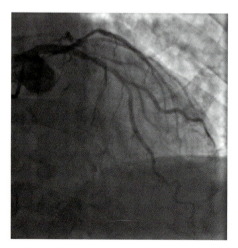

图 6-1 冠状动脉造影（左冠状动脉造影）：左主干正常，前降支近、中段弥漫性动脉粥样硬化，狭窄最重 30%~50%，前向血流 TIMI 3 级。回旋支近段可见轻度动脉粥样硬化斑块，未见明显狭窄。前向血流 TIMI 3 级

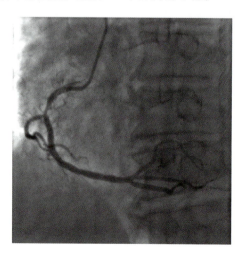

图 6-2 冠状动脉造影（右冠状动脉造影）：第 1 转折可见局限性狭窄 80%~90%，远段轻度动脉粥样硬化，未见明显狭窄。前向血流 TIMI 3 级

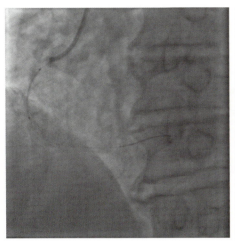
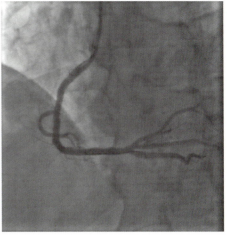

图 6-3　第 1 次支架后造影：右冠状动脉植入雷帕霉素洗脱支架（乐普 3.5×21mm）1 枚

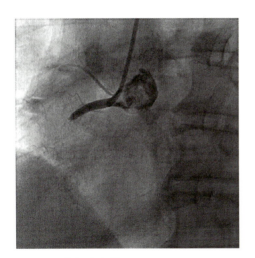
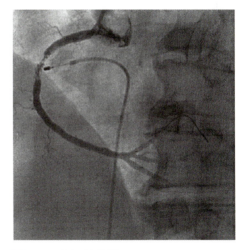

图 6-4　支架内血栓　　　　　　图 6-5　血栓抽吸后

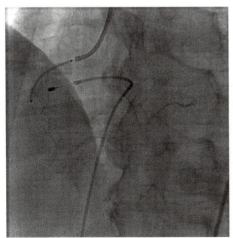
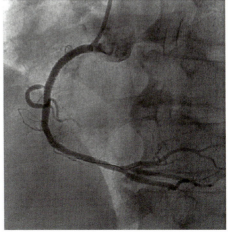

图 6-6　第 2 次支架后：植入雷帕霉素洗脱支架（Firdbird 3.5×33mm）1 枚

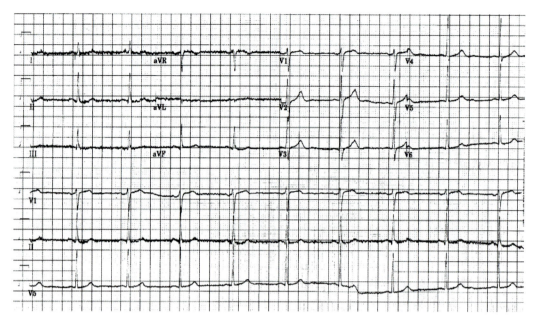

图 6-7 术前心电图

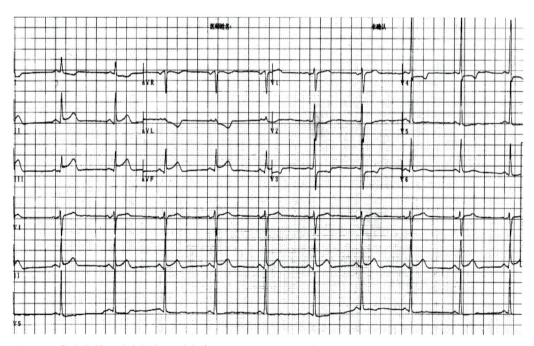

图 6-8 发生急性下壁心肌梗死时心电图 2012-7-15（支架术后第 6 天）Ⅱ、Ⅲ、AVF 导联 ST 段抬高 0.1mV，诊断急性下壁心肌梗死

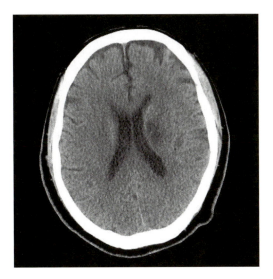

图 6-9　脑梗死 CT 影像

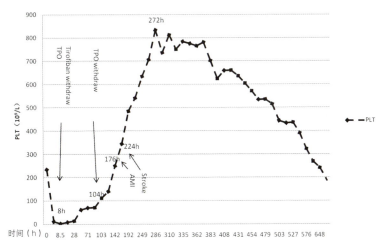

图 6-10　血小板下降及升高、恢复趋势图

（手术医师：薛 桥 白 静 高 磊）

专家点评

　　患者因不稳定性心绞痛入院，冠状动脉造影提示单支 A 型病变，介入治疗指南为 I a 类推荐。但这样一个介入低风险患者，却在术后发生了严重的替罗非班诱导的血小板减少症。在后续治疗中又继发了急性下壁心肌梗死、脑梗死等严重并发症。如何平衡预防支架血栓、出血与栓塞风险是本例患者救治难点。本例患者成功的经验为术后严密监测血小板数量，及早地发现了血小板的迅速减少。但后续治疗中又出现了"矫枉过正"，不恰当地应用了促进血小板生成的药物（重组人血小板生成素，TPO），导致继发性血小板

过度升高，导致支架内血栓形成及脑梗死。这是一个深刻的教训。GIT 的发生机制尚未明确，但考虑与自身免疫反应有关[1]。GP Ⅱb/Ⅲa 受体拮抗药可以诱导血小板 GP 受体构象发生变化，形成新的抗原决定基，被血浆中抗体识别和结合，被从循环中清除，导致血小板减少。诊断 GIT 主要依据临床用药与血小板减少发生时间的关系。本研究中该患者行择期冠状动脉造影及支架植入治疗，尽管在血小板减低发生前应用了阿司匹林、氯吡格雷、普通肝素等多种抗凝、抗血小板药物，但结合整个诊治经过，可以明确该患者血小板减低是替罗非班诱导。该患者主要需排除的是肝素诱导的血小板减低 (HIT)，虽然在术中应用了肝素，但既往无肝素接触史，血小板减少的发生时间较早，为极重度血小板减低，与Ⅰ型和Ⅱ型 HIT[2] 特点均不符合，另停用替罗非班后血小板升至正常范围后，因急性下壁心肌梗死再次应用大剂量肝素，没有出现血小板减低，可除外 HIT，因此该患者明确诊断为替罗非班诱导的血小板减少。

该患者在应用替罗非班后 8 h 血小板最低降至 3×10^9/L，及时停用了抗血小板药物，并在血液科医生指导下给予激素及 TPO 治疗，该患者因血小板极重度减低，血液科会诊建议应用了 TPO，尽管血小板升高至 71×10^9/L 停止了 TPO 应用，并在停药后当天给予强化抗血小板及抗凝治疗，仍先后发生了支架内血栓及急性脑梗死，对患者的诊治经过及预后产生了不良影响。

TPO 是调节巨核细胞和血小板生成最重要的细胞因子，与分布于巨核细胞及其祖细胞表面的受体结合，特异性的刺激巨核系祖细胞增殖分化，进而促进巨核细胞成熟和血小板生成。皮下注射 TPO 起效较慢，根据药代动力学皮下注射 4~9 d 后血小板开始增加，12~16 d 血小板计数达高峰，TPO 开始起效时 GIT 诱导的血小板多已经恢复正常或接近正常，而 GIT 患者骨髓本身造血功能正常，TPO 的后续作用会导致血小板进一步异常升高，增加血栓事件的发生风险，该患者在治疗过程中先后出现了支架内血栓形成及脑梗死两次血栓事件，值得警惕。该病例给我们一定警示，建议发现 GIT 后及时停替罗非班是最重要的，重组人血小板生成素慎用于替罗非班诱发的血小板减少患者。

相关进展

替罗非班是血小板糖蛋白Ⅱb/Ⅲa 受体拮抗药 (GP Ⅱb/Ⅲa)，GP Ⅱb/Ⅲa 受体拮抗药具有强力的抗血小板作用，可以阻止纤维蛋白原的交联，从而阻止血小板的聚集，防止血栓的形成，可以明显减少缺血并发症及死亡率，因而广泛应用于急性冠状动脉综合征及冠状动脉介入手术围术期患者。国际上应用的 GP Ⅱb/Ⅲa 受体拮抗药有 3 种，分别为替罗非班、依替巴肽、阿西单抗，他们均可引起血小板减少，总发生率为 2%~5%，发生时间多在用药后 2~24 h[3]。目前国内较常应用的 GP Ⅱb/Ⅲa 拮抗药是替罗非班，至今国内外已经有多起关于替罗非班引起的血小板严重减少的报道，替罗非班诱导的血小板减少症人群中发生率 1%~2%[4, 5]。目前已经发现的替罗非班诱导的血小板减少有 5 种类型：第一型，急性血小板减少症在第一次使用该药 12 h 内发生的 PLT<10×10^9/L。第二型，在第 2 次使用该药 12 h 之内出现的急性血小板减少症。第三型，延迟血小板减少症，在用药后 5~7 d 出现的血小板减少。第四型，在第一次或第二次用药后出现过敏反应。

第五型，由于血小板聚集导致的假性血小板减少症。GP Ⅱb/Ⅲa 受体拮抗药导致的血小板减少的发生机制目前仍不清楚，多数认为是免疫反应所介导的，故有人主张应用丙种球蛋白和糖皮质激素冲击，国外推荐的输注血小板的指征为有活动性出血或血小板计数小于 20×10^9/L，但一般说来，一旦发生严重的血小板减少，立即停用替罗非班及其他抗凝、抗血小板药物是最关键的，切勿矫枉过正。综上所述，在应用 GP Ⅱb/Ⅲα 受体拮抗药应早期监测患者血小板变化情况，注意患者鼻腔、胃肠道及其他空腔脏器有无出血症状，若患者出现血小板严重减少情况，需停用抗血小板药物，依据具体情况决定是否输注血小板或给予丙种球蛋白和糖皮质激素冲击，一般情况下停药患者血小板均可恢复。

（李彦华　王凤启　梁建成）

参 考 文 献

[1] Gudbrandsdottir S, Frederiksen H, Birgens HS, Nielsen CH, Nielsen OJ, Stentoft J, Hasselbalch HC. Ugeskr Laeger. New treatment options for primary immune thrombocytopenia, 2011, 173(4): 271–274.

[2] Aster RH. Immune thrombocytopenia caused by glycoprotein IIb/IIIa inhibitors. Chest, 2005, 127(2 Suppl): 53S–59S.

[3] Inhibition of the platelet glycoprotein IIb/IIIa receptor with tirofiban in unstable angina and non-Q-wave myocardial infarction. Platelet Receptor Inhibition in Ischemic Syndrome Management in Patients Limited by Unstable Signs and Symptoms (PRISM-PLUS) Study Investigators. N Engl J Med, 1998, 338(21): 1488–1497.

[4] Panduranga PSulaiman K. Severe thrombocytopenia following tirofiban infusion. Indian J Pharmacol, 2011, 43(6): 726–728.

[5] Dasgupta H, Blankenship JC, Wood GC, at al. Thrombocytopenia complicating treatment with intravenous glycoprotein IIb/IIIa receptor inhibitors: a pooled analysis. Am Heart J, 2000, 140(2): 206–211.

CKD 3 期。入院后给予阿司匹林、氯吡格雷、盐酸替罗非班强化抗栓,阿托伐他汀降脂稳定斑块,硝酸异山梨酯扩冠等处理。经上述治疗后症状无明显缓解,入院后第二天(2013年1月1日)中午在进食及床旁解小便后再次出现胸痛加重,伴明显呼吸困难症状。心电图检查提示完全右束支传导阻滞,广泛前壁导联 ST 段压低,aVR 导联 ST 段轻度抬高(图 7-1,图 7-2)。后即行急诊行冠状动脉造影检查,结果提示:冠状动脉呈右优势,左主干根部狭窄 90%,前降支近、中段弥漫性狭窄 70%~80%,前向血流 TIMI 3 级。第 1对角支开口狭窄 90%,第 2 对角支开口狭窄 60%。可见前降支至右冠状动脉远段较明显逆向侧支。回旋支自发出后完全闭塞。右冠状动脉近段狭窄 70%,中段次全闭塞,前向血流 TIMI 1 级(图 7-4,图 7-5,图 7-6)。左室造影,未见节段性室壁运动异常。建议行冠状动脉旁路移植术(冠状动脉搭桥手术),并请心脏外科会诊,但患者及家属拒绝。后决定在 IABP 支持下先行右冠状动脉介入治疗,再根据情况行左主干 - 前降支介入治疗。

穿刺左侧股动脉成功,置入 6F 动脉鞘管,置入 IABP,并以 1:2 反搏。选择 JR4.0指引导管到达右冠状动脉开口,BMW 钢丝送至右冠状动脉远段。以 2.0×20 mm 顺应性球囊在右冠状动脉中段进行预扩,复查造影,发现右冠状动脉远段长病变,狭窄 90%,再次给予预扩。远段依次植入 2.5×18 mm 雷帕霉素药物涂层支架 2 枚,12 atm 释放,两支架连接 1 mm。近段植入 2.75×24 mm 雷帕霉素药物涂层支架,14 atm 释放。多体位造影满意。右冠状动脉完全恢复 TIMI 3 级血流。后以 EBU3.5 指引导管到达左冠状动脉开口,以 BMW 钢丝送至前降支远段。以 2.5×18 mm 支架球囊在前降支中段及近段进行预扩,压力 14 atm。中段植入 2.5×36 mm 雷帕霉素药物涂层支架,10 atm 释放。近段连接 2.5×24 mm 雷帕霉素药物涂层支架,12 atm 释放。左主干连接 3.5×18 mm雷帕霉素药物涂层支架,14 atm 释放。以 2.5×12 mm 非顺应性球囊在中段支架内后扩,压力 18 atm。选择 3.0×10 mm 非顺应性球囊在左主干及前降支近段连接处后扩,压力14 atm。以 3.5×8 mm 非顺应性球囊在左主干支架内后扩,压力 16 atm。多体位造影满意(图 7-3,图 7-7,图 7-8,图 7-9)。保留 IABP 安返病房。术后患者胸痛症状消失,术后给予 60 ml/h 持续生理盐水水化 24 h,术后第二天拔出 IABP 球囊导管,继续给予双联抗血小板治疗。术后第 5 天复查血常规、肝肾功能、电解质正常,病情平稳出院。术后 12 个月电话随访无任何症状,可从事日常活动。

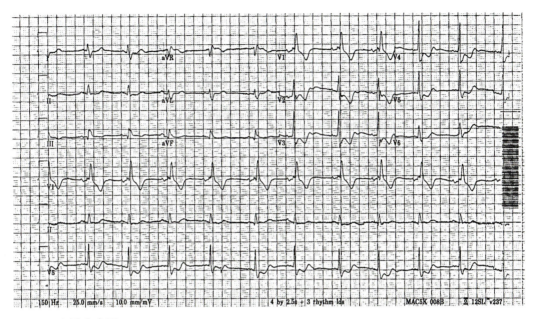

图 7-1   入院心电图

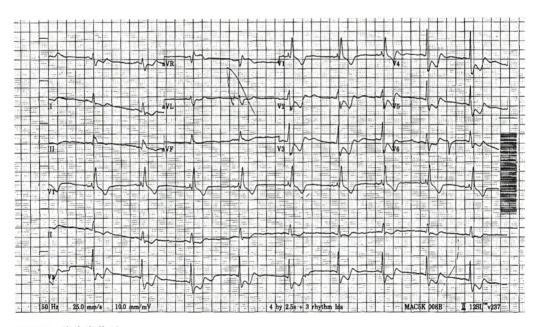

图 7-2   胸痛发作时

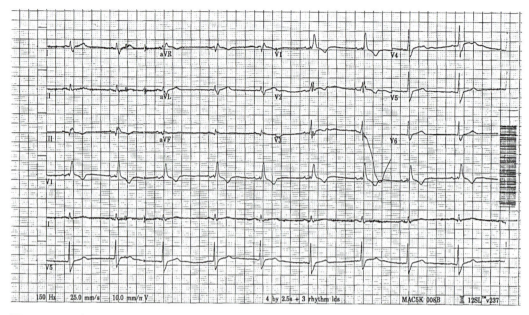

图 7-3 PCI 术后

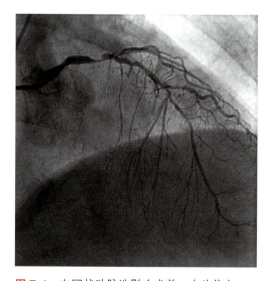

图 7-4 左冠状动脉造影（术前，右头位）

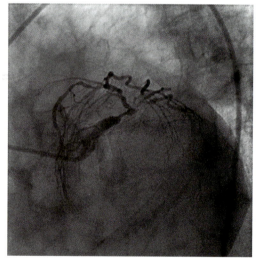

图 7-5 左冠状动脉造影（术前，蜘蛛位）

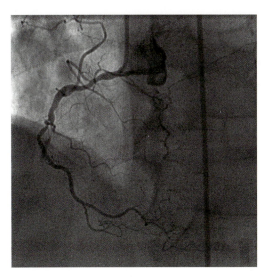

图 7-6　右冠状动脉造影（术前，左斜位）

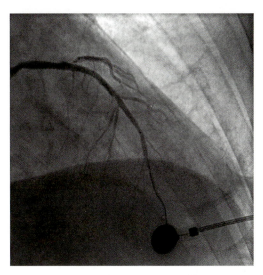

图 7-7　左冠状动脉造影（支架术后，右头位）

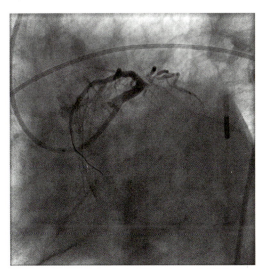

图 7-8　左冠状动脉造影（支架术后，蜘蛛位）

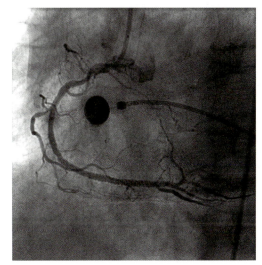

图 7-9　右冠状动脉造影（支架术后，左斜位）

（手术医师：王　禹　田进文　高　磊　白　静）

专家点评

　　患者高龄，结合既往病史特点和此次入院主诉，心电图改变临床考虑急性冠状动脉综合征诊断明确，患者胸痛症状发作时伴有胸闷、气促等心功能不全表现，院内 GRACE 评分 195，属高危患者，院内死亡率约 18%。冠状动脉造影提示左主干及三支严重病变，Syntax 评分 41.5。该患者在临床处理决策中涉及以下几个关键问题：①行冠状动脉造影的时机；②冠状动脉造影提示左主干及三支严重病变，Syntax 评分超过 33 分，血供重建的策略是选择外科搭桥手术还是介入干预；③结合患者胸痛发作时心电图改变，患者此次发生急性冠状动脉综合征的罪犯血管究竟是前降支还是右冠状动脉；④如果选择介入干预措施，应该采取分次干预还是同期干预，应该首先处理左冠状动脉还是右冠状脉；⑤患者在行血供重建治疗过程中是否需要IABP辅助；⑥患者既往有慢性肾脏疾病病史，CKD 3期,在行介入治疗过程中如何加强肾脏保护,预防造影剂诱发急性肾脏损伤。此病例是临床上极为典型的高龄、高危、急性冠状动脉综合征病例，治疗决策的制定不仅要考虑患者冠状动脉病变本身严重程度，还要全面考虑临床因素，包括基础心肾功能、是否有严重外周动脉疾病影响穿刺入路操作等。该患者GRACE评分属高危患者，院内死亡率高，根据目前2012年美国和欧洲不稳定心绞痛／非ST段抬高心肌梗死诊治指南，均推荐高危ACS患者，早期行冠状动脉造影检查对降低死亡率有重要意义[1]。因此，该患者在入院后强化抗栓、扩冠药物治疗无效情况下，选择及早冠状动脉造影检查是非常正确的。造影后提示冠状动脉存在严重左主干及三支病变，根据目前国内外PCI指南推荐，应该首选外科搭桥手术治疗。但这一点也值得商榷。目前有关严重冠状动脉病变患者，是行PCI还是CABG争论的声音此起彼伏，特别是在药物涂层支架广泛应用以后。虽然冠状动脉病变评分有助于指导治疗决策制定，但往往患者临床因素也是影响治疗决策的重要条件。该患者属高龄、高危ACS患者，发病急，情况重，年龄大，存在肾功能不全诸多内科临床因素显著增加CABG的手术风险。与此同时，患者和家属意见倾向于PCI处理，拒绝CABG术，虽然此因素无法成为治疗决策的主导条件，但不同指南均指出，当患者和家属拒绝接受CABG时，可以采取姑息性不完全血供重建治疗提高患者生存率、减轻症状。因此，本团队采取了急诊PCI处理作为患者血供重建的手段。

　　有关患者罪犯血管的判断是一个非常重要而有意思的话题。目前临床上判断急性冠状动脉综合征患者的罪犯血管主要根据心电图改变、心脏超声结果以及造影显示病变本身特征综合判断。但尽管如此，许多情况下高龄患者往往存在多支严重病变，心电图表现既不特异也不典型。冠状动脉造影提示多支病变部位形态均属于不稳定斑块的影响表现，这些特征增加了罪犯血管判断的难度。正如本例患者：心电图提示广泛前壁缺血改变，但冠状动脉病变形态提示右冠状动脉为次全闭塞病变，管腔内似乎可见血栓影，从病变形态判断患者左冠状动脉与右冠状动脉互为唇齿，都有可能是本次导致患者严重心肌缺血的罪犯血管。因此同期干预右冠状动脉和左冠状动脉在临床上是有依据的，后期患者病情迅速稳定也佐证了这一点。在左冠状动脉介入治疗策略上，分析患者冠状动脉造影结果为左主干真分叉及三支严重病变，冠状动脉发育为右优势型，回旋支从病变形态分析支配心肌供血范围较小，同时为慢性闭塞病变，开通难度大，意义有限。从心肌梗死急诊手术处理罪犯血管和分叉病变处置策略方面考虑，我们选择了前降支至左主干Crossover式处理左冠状动脉病变，迅速缓解了患者左主干－前降支高度狭窄所致的严重心肌缺血相应临床表现和潜在巨大危险。回旋支处理可根据患者术后随访结果而定。

　　至于IABP在本例患者中的应用，虽然近期有个别随机对照研究结果未显示出在高危病变患者择期PCI术中常规使用IABP支持的益处，甚至对于急性心肌梗死合并心源性休克IABP的使用近两年也出现了不同的声音。但根据本中心的经验，对于像这例患者这样的高龄、高危ACS患者，冠状动脉病变复杂，缺血范围广泛，PCI术中如果出现血管急性闭塞、慢血流等并发症将是致命性的。因此，我们认为，在认真评估下肢外周动脉后，如果血管入路合适，对于这类高危患者我们在围术期应用IABP对增加手术安全保障具有重要作用。

该患者既往有慢性肾脏疾病，CKD 3期，术中应用造影剂超过150 ml，术后发生造影剂诱导急性肾损伤发生率较高，根据目前国内外指南推荐，围术期水化是预防造影剂诱导急性肾损伤最重要的手段之一。因此，本例患者术后48 h的持续水化，对预防肾功能恶化有重要作用。本患者出院前复查血肌酐已降至96.9 μmol/L。

相关进展

高龄急性冠状动脉综合征患者面临的共同问题包括症状不典型、合并疾病及危险因素多、临床证据不充分等。许多ACS大规模临床随机对照研究均排除了高龄患者，即使纳入部分患者，其病情也相对较轻，因此高龄ACS患者诊治依据多来自于注册研究或者专家经验[2-4]。在高龄ACS的诊治过程中尤其应注意问题包括：①高龄患者心肺储备功能下降，对复杂病变的长时间介入手术耐受性显著降低，高龄ACS患者往往合并多种临床疾病，动脉粥样硬化累计全身各个血管，一方面增加手术并发症发生率，同时也增加了介入操作难度；②高龄ACS患者面临的另一个重要问题是，冠状动脉病变往往弥漫而且复杂、高危，其中左主干病变、慢性闭塞病变、三支病变、弥漫钙化病变等非常常见。另外，患者本人及家属意愿、经济因素等也是影响制定治疗决策的重要因素[5, 6]。许多高龄患者和家属对病情认识程度不够，认为保守治疗风险低，获益大，是对冠心病介入治疗认识上的误区，本中心团队近年来成功救治了100余例高龄80岁以上ACS病人，包括非ST段抬高心肌梗死和ST段抬高心肌梗死患者。通过严密的术前评估，精细的手术操作和认真的术后观察以及个体化用药，这些患者在经过介入治疗后均延长了生命，显著提高了生活质量。综合上述高龄ACS患者临床特征，本中心对高龄ACS患者采用如下规范治疗措施供读者参考。

1. 术前认真评估患者心脏、肾脏、肝脏、肺脏、血液系统等重要器官功能，评估患者对手术的耐受性和术后可能出现的器官功能损害。

2. 认真评估双侧桡动脉、股动脉血管病变情况，保证理想手术入路。

3. 对高龄（＞75岁）患者，即使血肌酐正常，仍应常规给予围术期水化处理，术中尽可能减少造影剂剂量，术后严密监测血肌酐水平和尿量，预防造影剂诱导急性肾损伤。

4. 针对许多高龄患者既往存在脑血管意外的问题，术前认真评估神经系统功能和既往头颅影像学资料，必要时术前复查头颅CT或MRI，并请专科会诊共同制订治疗方案，尽可能降低术后脑血管意外可能性。

5. 高龄患者对药物反应与年轻患者明显不同。对于高龄ACS患者往往需要多种抗栓药物联合使用，我们根据患者对抗栓药物的治疗反应以及凝血指标变化情况，个体化应用抗栓药物，最大限度平衡抗血栓与出血风险。

6. 高龄ACS患者冠状动脉病变复杂，应针对冠状动脉病变情况，认真计算Syntax积分，精确评估操作难度和手术风险，与家属和心脏外科医生共同讨论后制订血供重建方案，包括分次 PCI 术，不完全血供重建术等。同时术中备好冠状动脉旋磨装置、IABP、心脏临时起搏器、血栓抽吸导管等，以及时应对术中出现的各种意外。

7. 术后严密监测是对高龄 ACS 患者安全实施 PCI 手术的重要环节，本中心有严格的介入术后交接单和医护观察表，针对术后意外情况尽可能做到早发现，早处理，避免发生恶性心血管事件及并发症的发生。

（高 磊 刘谟烚 王 禹）

参 考 文 献

[1] Bach RG, Cannon CP, Weintraub WS, et al. The effect of routine, early invasive management on outcome for elderly patients with non-ST-segment elevation acute coronary syndromes. Ann Intern Med, 2004, 141: 186–195.

[2] Guagliumi G, Stone GW, Cox DA, et al. Outcome in elderly patients undergoing primary coronary intervention for acute myocardial infarction: results from the controlled abciximab and device investigation to lower late angioplasty complications (CADILLAC) trial. Circulation, 2004, 110: 1598–1604.

[3] Batchelor WB, Anstrom KJ, Muhlbaier LH, et al. Contemporary outcome trends in the elderly undergoing percutaneous coronary interventions: results in 7,472 octogenarians. National Cardiovascular Network Collaboration. J Am Coll Cardiol, 2000, 36: 723–730.

[4] Johnman C, Oldroyd KG, Mackay DF, et al. Percutaneous coronary intervention in the elderly: changes in case-mix and periprocedural outcomes in 31,758 patients treated between 2000 and 2007. Circ Cardiovasc Interv, 2010, 3: 341–345.

[5] Li R, Yan BP, Dong M, et al. Quality of life after percutaneous coronary intervention in the elderly with acute coronary syndrome. In J Cardiol, 2012, 155:90–96.

[6] Johnman C, Oldroyd KG, Mackay DF, et al. Percutaneous coronary intervention in the elderly: changes in case-mix and periprocedural outcomes in 31,758 patients treated between 2000 and 2007. Circ Cardiovasc Interv, 2010, 3: 341–345.

病例 8

冠状动脉起源异常

学习要点

　　冠状动脉起源异常是指冠状动脉的起始、走行或分布异常，一般认为是胚胎时期冠状动脉异常发育或未能发育完全造成的。发病率较低。是一种罕见的先天性心血管畸形。它可以不伴随其他先天性心脏病而独立存在，随着医学的发展及人们对冠状动脉起源异常的认识，越来越多的患者被检出，其临床意义也越来越受关注。目前发现冠状动脉起源异常的主要手段包括冠状动脉造影和冠状动脉多层螺旋 CT 两种，虽然冠状动脉造影是评价冠状动脉病变的金标准，但少数情况下冠状动脉造影可能会漏诊部分冠状动脉先天起源异常患者，并误认为患者冠状动脉完全闭塞，对治疗决策造成重要影响。而多层螺旋 CT 可对其所采集的数据进行多种方法的重建，尤其是容积重建图像可得到三维图像，可清晰地显示纡曲的血管走行，并且不存在前后影像的遮挡，是发现冠状动脉起源异常的理想方法。

病例摘要

　　患者，男性，49 岁。主因"胸闷 1 个月"入院。患者于 1 个月前劳累（爬 5 层楼）后出现胸闷气短症状，休息 10 min 缓解，入院前共发作两次。曾就诊北京某医院行冠状动脉造影检查（图 8-1），结果提示前降支近段 90% 狭窄，回旋支完全闭塞，右冠状动脉中段 70% 狭窄，建议其行冠脉搭桥手术，患者拒绝后来我院继续治疗。入我院后行冠状动脉 CT 检查，结果提示前降支近段重度狭窄，回旋支开口异位，起源于右冠状动脉窦，右冠状动脉中段重度狭窄。复查冠状动脉造影：前降支近段弥漫性长病变伴钙化，狭窄90%，前向血流 TIMI 3 级。未见回旋支显影。右冠状动脉远段可见长病变，狭窄 80%，前向血流 TIMI 3 级。以猪尾导管行主动脉根部造影，可见回旋支开口异位，单独起源于右冠状动脉窦（图 8-2）。再以 AL1.0 造影导管行回旋支造影，导管不能进入回旋支，换 JR4.0 造影导管可见回旋支显影，远段可见长病变，狭窄 70%～80%。行前降支及右冠状动脉 PCI。以 EBU3.5 指引导管到达左冠状动脉开口，BMW 钢丝送至前降支远段。

以 2.5×10 mm 切割球囊扩张前降支近段，压力 12 atm。再以 2.5×20 mm 顺应性球囊扩张前降支中段及近段，压力 16 atm。中段植入 3.0×36 mm 雷帕霉素药物涂层支架，14 atm 释放，近段连接 3.5×36 mm 雷帕霉素药物涂层支架，14 atm 释放。再以 3.5×12 mm 后扩张球囊在支架中段后扩，压力 18 atm。多体位造影满意。以 JR4.0 指引导管到达右冠状动脉开口，以 BMW 钢丝送至右冠状动脉远段。以 2.5×20 mm 顺应性球囊预扩右冠状动脉远段，压力 16 atm。植入 3.0×24 mm 雷帕霉素药物涂层支架，14 atm 释放。重复造影未见支架两端夹层，支架膨胀良好，前向血流 TIMI 3 级。术后患者胸痛症状消失，继续给予双联抗血小板治疗。术后第 5 天复查血常规、肝肾功能、电解质正常，病情平稳出院。

入院查体：体温 36.5℃，脉搏 73/min，呼吸 18/min，血压 125/75 mmHg，身高 160 cm，体重 71 kg，BMI 27.7。自主体位，心界正常，心律齐，无杂音。双肺呼吸音清。肝脾未触及，双下肢不肿。

实验室检查：血常规 Hb 135 g/L，PLT 184×10⁹/L；丙氨酸氨基转移酶 51 U/L，肌酐 76.9 μmol/L，CK 80.8 U/L，CK-MB 1.25 ng/ml，BNP 47.04 pg/ml。

诊断：1. 冠状动脉粥样硬化性心脏病

　　　　不稳定性心绞痛

　　　2. 高血压病 3 级（极高危）

（手术医师：高　磊　薛　桥　田进文）

专家点评

冠状动脉起源异常是常见的冠状动脉变异和畸形，检出率为 0.3%～0.8%[1-6]。大多数冠状动脉起源异常（冠状动脉高位开口，左前降支和左回旋支单独起源于左冠状动脉窦等）对心肌供血无明显影响，但部分类型的冠状动脉起源异常（右冠状动脉起源于左冠状动脉窦，左冠状动脉起源于右冠状动脉窦以及单一冠状动脉等）对心肌供血有一定影响，可引起心绞痛、心肌梗死或猝死，属于具有潜在危险的冠状动脉起源异常类型。姚民等报道的一组 4173 例导管法冠状动脉造影中，冠状动脉起源异常 50 例（1.2%），其中冠状动脉起源于对侧冠状动脉窦或冠状动脉最多见（62%），其次为冠状动脉高位开口（24%），左前降支和左回旋支单独起源于左冠状窦以及单一冠状动脉相对少见，分别为 12% 和 2%。王照谦等利用多排螺旋 CT 对 5000 例患者进行冠状动脉血管三维重建检查，结果发现冠状动脉起源异常检出率为 0.78%，其中冠状动脉高位开口（均为右冠状动脉）最多见（51.3%），其次为冠状动脉起源于对侧冠状窦或冠状动脉（41%），其他类型的冠状动脉起源异常少见。冠状动脉起源异常的诊断以往主要依靠导管法冠状动脉造影。对于异常起源升主动脉的冠状动脉而言，若能将导管插入该血管并实施造影检查，导管法造影对其诊断具有优良价值。但冠状动脉起源异常可给冠状动脉造影的操作带来困难。有少数患者，由于导管未能插入异常起源的冠状动脉而可能被误认为该支冠状动脉缺如。另外，导管法造影对异常起源的冠状动脉与心脏各房室结构关系的显示不理想。采用无创伤、简便和安全的影像学方法诊断冠状动脉起源异常尤为重要，这有助于导管法冠状动脉造影和介入治疗的顺利实施。多排螺旋 CT 冠状动脉成像具有上述优点，已被广泛用于临床。Deibler 等分析了 9 例冠状动脉起源异常的 CT 表现并认为，MSCT 能够显示冠状动脉的起源和走行位置。王照谦等对 39 例冠状动脉起源异常 CT 表现的分析，MSCT 横断面图像能显示冠状动脉的起源位置，二维和三维重组图像有利于直观显示异常起源的冠状动脉与主动脉的连接关系，能够评价异常起源的冠状动脉走行位置及其与心脏各房室结构的关系。MSCT 还可以评价冠状动脉管腔以及心脏各房室的形态和结构，能为临床提供更多的诊断信息[6-8]。

本例患者曾在外院行冠状动脉造影检查，因患者存在前降支和右冠状动脉重度狭窄病变，左冠状动脉造影未能发现回旋支，从而误诊为回旋支完全闭塞，治疗策略建议患者行外科搭桥手术治疗，一定程度上增加了患者的心理负担和经济负担。可见，对于造影提示"开口即完全闭塞"的血管应该认真检查，多角度造影，必要时行冠状动脉螺旋CT 检查明确诊断对下一步制定治疗策略有重要意义。

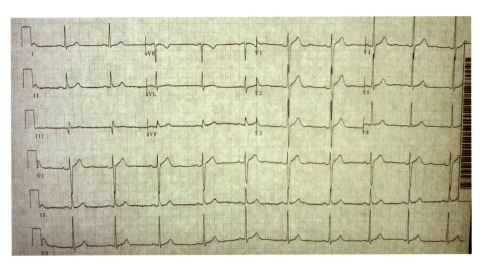

图 8-1　入院心电图

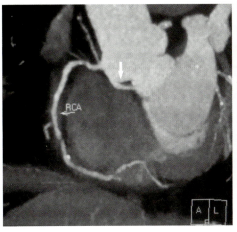
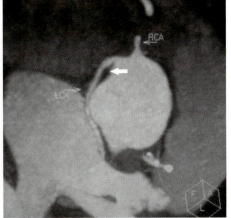

图 8-2　回旋支起源于右冠状动脉窦（箭头所示）

相关进展

冠状动脉变异是一组先天性冠状动脉疾病的总称，可大体分为冠状动脉起源异常、冠状动脉内部解剖结构异常及冠状动脉终止异常。随着多排螺旋 CT、冠状动脉造影和冠状动脉介入的广泛应用，冠状动脉变异发现率明显增多，其中，冠状动脉起源异常是冠状动脉变异的一个亚型，是指冠状动脉的起始、走行或分布异常，即冠状动脉开口的位置发生异常，是先天性的冠状动脉解剖上的变异，临床上较少见，一般是由于在胚胎时期冠状动脉的异常发育或是未发育完全而造成的 [6, 7]。最新研究中，Pursnani 等根据 CT 冠状动脉成像结果将冠状动脉起源异常分为下列几种：

1. **左主干缺如**　是一种良性的冠状动脉异常，即左回旋支和左前降支分别自左侧冠状动脉窦发出，有各自的开口。该型在一般人群中的发生率大约是 0.4%，左冠状动脉优势型和心肌桥的发生率更高。

2. **异常开口于主动脉窦外**　该亚组包括了很多冠状动脉变异类型，冠状动脉可开口于右主动脉窦后侧、升主动脉、左心室、右心室、肺动脉、主动脉弓、无名动脉、右侧颈动脉、乳腺内动脉、支气管动脉、锁骨下动脉、降主动脉等。其中左侧冠状动脉起源于肺动脉是一种非常罕见的冠状动脉异常，大约在 300 000 个新生儿中才有 1 例。更为罕见的是右冠状动脉起源于肺动脉，也有研究报道过该病例。

3. **异常开口于不适宜的冠状动脉窦**　冠状动脉通常起源于对侧冠状动脉窦。该型冠状动脉变异通常有一些严重的临床后果（包括缺血和心源性猝死），取决于畸形冠状动脉走行。冠状动脉可走行于肺动脉前（1 型），也可走行于主动脉和肺动脉间（2A 型）以及间隔或心肌内走行（2B 型，冠状动脉同样走行于主肺动脉间，但存在间隔内节段），或走行在大血管后侧（3 型）。2A 型被认为是恶性冠状动脉变异，是心源性猝死的高危因素，尤其合并左冠状动脉起源于右侧冠状动脉窦。

4. **单一冠状动脉**　单一冠状动脉是最罕见的冠状动脉异常之一，发生率约 0.03%。若左冠状动脉自右冠状动脉发出，左冠状动脉可能有四种走行：间隔、前游离壁、主动脉后和主肺动脉间。只有主肺动脉间走行预后不良。当右冠状动脉自左冠状动脉发出，有两种走行：主动脉前或主动脉后（即主肺动脉间）走行，后者存在高风险 [8-13]。

冠状动脉起源异常且伴有动脉间走行是导致猝死的高危因素，其可能的机制如下：当运动时，主动脉扩张可能压迫走行于大血管间的畸形冠状动脉，将冠状动脉推向牢固的肺动脉干。一些经血管超声的研究证实心脏收缩时冠状动脉管腔直径会减少 30%～50%。通常变异冠状动脉自对侧冠状动脉窦发出后，有一个较短的节段走行于主动脉壁内。这种解剖结构可导致机体运动时，主动脉扩张的同时变异冠状动脉会被拉伸、压扁，并且心脏舒张期主动脉瓣关闭，畸形冠状动脉同样也会被冠状动脉内连接处压迫。有人假设，畸形冠状动脉痉挛可能会周期性发作，减少分布区心肌的血液供应。畸形冠状动脉自主动脉发出的夹角呈锐角（一般冠状动脉开口和主动脉管腔之间夹角 < 45°），会导致裂隙样开口及开口瓣状脊（开口狭窄的一种类型，主动脉组织突至冠状动脉开口内）。除外猝死，冠状动脉起源异常还可产生下列临床症状：呼吸困难、心绞痛、头晕、心悸

和晕厥等症状。

临床发现冠状动脉变异后，其治疗方案应个体化，取决于患者的缺血症状、冠状动脉损害相关表现及患者的年龄。当心肌缺血症状出现在 50 岁以后，猝死的概率会很低，采取的治疗方案应与治疗缺血性心脏病患者的方案一致。如果年轻的冠状动脉异常患者存在主肺动脉间走行，猝死的概率相对较高，应该采取侵略性的治疗方案。冠状动脉异常起源患者有三种治疗选择：内科处理／观察、冠状动脉血管成形术及支架植入、手术修复。若冠状动脉异常起源患者无临床症状，但心肌灌注扫描阳性，或年龄小于 30 岁（无论核素扫描是否阴性）均建议行手术治疗[14, 15]。

冠状动脉起源异常对心脏介入治疗有一定影响，介入医师应在术前、术中做好充分准备。在进行冠状动脉造影时，介入医师应对可能遇到的冠状动脉起源异常类型、发生概率有充分了解，避免术中在正常冠状动脉开口部位未见到血管发出时，误认为是动脉粥样硬化导致的闭塞病变。应能做到选择恰当的体位、投照角度，运用恰当的造影导管，迅速对异常起源的冠状动脉判断，特别是在急诊冠状动脉造影时，为尽早对靶血管施行介入治疗争取宝贵时间。冠状动脉畸形介入治疗有几个技术难题。例如，异位开口的冠状动脉，选择合适的导管完成冠状动脉造影和 PCI 是首位的技术难题，其次，异位冠状动脉或单一冠状动脉等情况下，冠状动脉开口、走行方向不定，且扭曲的角度使得导管插入更为困难。起源异常冠状动脉 PCI 治疗的另外一个难题是介入设备输送时，缺乏足够的指引导管后备支持，尤其在出现弥漫钙化的扭曲时更为困难。

鉴于冠状动脉畸形 PCI 治疗的上述难题，选择合适的器械显得格外重要。合适的介入器械能成功到达畸形冠状动脉开口，并且可以使造影剂用量降为最低。各种血管造影特征，例如主动脉根大小、冠状动脉开口外形、发出角度、畸形血管的最初轨迹等以及拟定的介入方案都影响到介入器械的选择。介入治疗前精确识别畸形冠状动脉起源及走行有助于选择介入方案，以及选择合适的导引导管、导丝和气囊。比如对右冠状动脉起源于左、无冠窦或开口过高者选用 Amplatz 导管，也有报道运用 JL5 指引导管取得成功 PCI 的报道。

（高　磊　刘谟焓　王　禹）

参 考 文 献

[1] Pursnani A, Jacobs JE, Saremi F, et al. Coronary CTA assessment of coronary anomalies. J Cardiovasc Comput Tomogr, 2012, 6: 48–59.

[2] Dodd JD, Ferencik M, Liberthson RR, et al.Congenital anomalies of coronary artery origin in adults: 64-MDCT appearance. Am J Roentgenol, 2007, 188: W138–46.

[3] Shriki JE, Shinbane JS, Rashid MA, et al. Identifying, characterizing, and classifying congenital anomalies of the coronary arteries. Radiographics, 2012, 32: 453–68.

[4] Fujimoto S, Kondo T, Orihara T, et al. Prevalence of anomalous origin of coronary artery detected by multi-detector computed tomography at one center. J Cardiol, 2011, 57: 69–76.

[5] Frescura C, Basso C, Thiene G, et al. Anomalous origin of coronary arteries and risk of sudden death: a study based on an autopsy population of congenital heart disease. Hum Pathol, 1998, 29:

689–695.

[6] Cademartiri F, La Grutta L, Malagò R, et al. Prevalence of anatomical variants and coronary anomalies in 543 consecutive patients studied with 64-slice CT coronary angiography. Eur Radiol, 2008, 18: 781–791.

[7] Möhlenkamp S, Hort W, Ge J, Erbel R. Update on myocardial bridging. Circulation, 2002, 106: 2616–2622.

[8] Warnes CA, Williams RG, Bashore TM, et al. ACC/AHA 2008 Guidelines for the Management of Adults with Congenital Heart Disease: a report of the American College of Cardiology/American Heart Association Task Force on Practice Guidelines (writing committee to develop guidelines on the management of adults with congenital heart disease). Circulation, 2008, 118: e714–e833.

[9] Schmitt R, Froehner S, Brunn J, et al. Congenital anomalies of the coronary arteries: imaging with contrast-enhanced, multidetector computed tomography. Eur Radiol, 2005, 15: 1110–1121.

[10] Komatsu S, Sato Y, Ichikawa M, et al. Anomalous coronary arteries in adults detected by multislice computed tomography: presentation of cases from multicenter registry and review of the literature. Heart Vessels, 2008, 23: 26–34.

[11] Shi H, Aschoff AJ, Brambs HJ, Hoffmann MH. Multislice CT imaging of anomalous coronary arteries. Eur Radiol, 2004, 14: 2172–2181.

[12] Sato Y, Inoue F, Matsumoto N, et al. Detection of anomalous origins of the coronary artery by means of multislice computed tomography. Circ J, 2005, 69: 320–324.

[13] Shriki JE, Talkin B, DeFrance T, Wilcox A. Classic images: coronary computed tomographic angiography. Curr Probl Cardiol, 2010, 35: 599–632.

[14] Bunce NH, Lorenz CH, Keegan J, et al. Coronary artery anomalies: assessment with free-breathing three-dimensional coronary MR angiography. Radiology, 2003, 227: 201–208.

[15] Angelini P. Coronary artery anomalies: current clinical issues—definitions, classification, incidence, clinical relevance, and treatment guidelines. Tex Heart Inst J, 2002, 29: 271–278.

病例 **9**

指引导丝致冠状动脉穿孔急性
心包压塞的综合救治
——没有侥幸，争分夺秒

学习要点

冠状动脉穿孔是经皮质冠状动脉介入治疗（PCI）术中少见而严重的并发症，总的发生率在 0.1%～3.0%，单纯 PTCA 患者发生率约为 0.1%，而接受去斑块技术治疗的患者（如旋磨、旋切和激光成形术）冠状动脉穿孔的发生率可达 0.5%～3.0%[1-3]。近年来冠状动脉穿孔在 PCI 术中的发生率有增高的趋势，主要与患者年龄更大、病变更复杂、去斑块技术的应用、支架后扩张、使用亲水涂层和更硬的导丝以及强有力的抗凝和抗血小板治疗有关。导丝因素是冠状动脉穿孔的最常见原因，常常只引起 I 型和 II 型冠状动脉穿孔，一般不会造成严重后果，但如果同时应用大量抗栓药物，术后观察不仔细，也会发生急性心包压塞，导致严重后果。术中谨慎操控指引导丝，术后严密监测生命体征变化，发生急性心包压塞后立即给予有效心包穿刺引流、选择适当手段立即封闭冠状动脉破口，是救治冠状动脉穿孔所致严重并发症的关键所在。

病例摘要

病例 1：磁导航钢丝导致前降支近心尖部穿孔

患者，男性，51 岁。主因"发作性胸闷、胸痛 8 月，加重 1 月"，于 2011 年 10 月 11 日入院。患者 2011 年 2 月开始在劳动中突然出现胸闷、刺痛，无背痛、出汗、头晕等不适，休息约 2 min 后自行缓解。8 月 10 日于当地医院查体，心电图提示：II、III、avF 导联 ST 段压低 0.1 mV，T 波低平或倒置（图 9-1），给予口服"通心络、麝香救心丸"等药物治疗，症状仍间断发作，性质、程度同前。9 月 13 日患者夜间休息时突然出现心前区、胸骨后闷痛，伴肩臂不适、大汗，自服通心络、麝香救心丸后无效，持续约 10 min 后自行缓解。9 月 17 日再次于当地医院就诊，给予阿司匹林、单硝酸异山梨酯（欣康）、氯吡格雷（波立维）、美托洛尔（倍他乐克）等药物治疗。9 月 25 日行冠状动

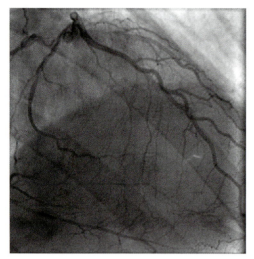

图 9-2 左冠状动脉造影（右头位）

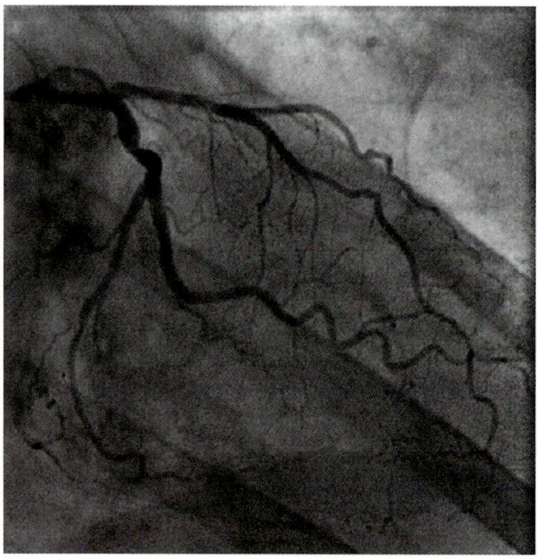

图 9-3 左冠状动脉造影（右足位）

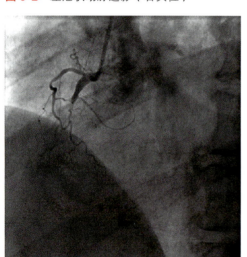

图 9-4 右冠状动脉造影（左前斜）

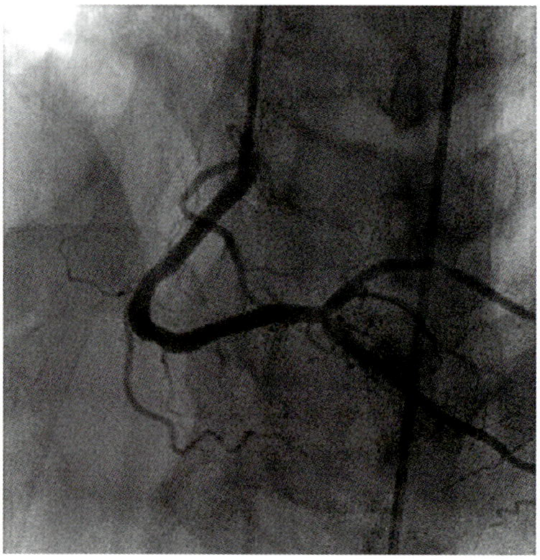

图 9-5 右冠状动脉 PCI 术后（左头位）

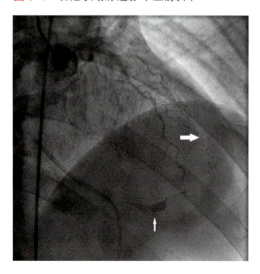

图 9-6 细箭头：前降支支架术后远端可见造影剂外渗；粗箭头：心包腔内可见造影剂充盈

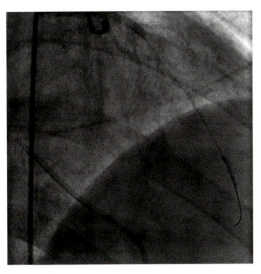 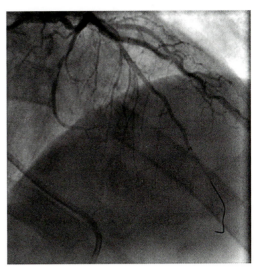

图 9-7　球囊在冠状动脉破口近端加压封堵　　　　图 9-8　前降支远端血栓形成，破口完全封闭

（手术医师：王　禹　薛　桥　高　磊　白　静）

病例 2

患者，男性，81 岁，主因"反复左侧牙疼头痛 2 周"2013 年 8 月 6 日入院。患者入院前两周无明显诱因出现左侧牙疼，为阵发性，每次持续 3 min 到 2 h 不等，可以忍受，可以自行缓解或头部涂清凉油缓解，无胸闷、胸痛、晕厥、恶心、呕吐等，为进一步诊治入院。既往有高血压病史 20 余年，血压最高 160/100 mmHg。入院查体：血压 130/60 mmHg。双肺叩诊呈清音，双肺呼吸音清，未闻及干湿性啰音及胸膜摩擦音。心前区无隆起，心尖搏动正常。心率 73/min，心律规则，各瓣膜听诊区未闻及杂音。双下肢无明显水肿，双侧足背动脉搏动良好。入院辅助检查：血常规 Hb 135 g/L（137～179 g/L），PLT 180×10^9/L [(100～300)×10^9/L]；丙氨酸氨基转移酶 45 U/L（0～40 U/L），肌酐 88.9 μmol/L（30～110 μmol/L），CK 75.8 U/L（2～200 U/L），CK-MB 3.25 ng/ml（0～24 ng/ml），NT-ProBNP 277.04 pg/ml（0～150 pg/ml）。颈动脉彩超示动脉硬化伴斑块形成。心脏彩超示主动脉瓣轻度退变并极少量反流，左室舒张功能轻度减低。动态心电图示短阵房性心动过速。冠状动脉 CTA 结果提示右冠状动脉全程弥漫性钙化，对应管腔可见充盈缺损，考虑次全闭塞可能。左主干未见斑块，前降支近段及中段多发钙化及混合斑块形成，局部管腔重度狭窄，程度 80%。回旋支近段及中段多发钙化及混合斑块形成，局部管腔重度狭窄，程度 80%～90%。

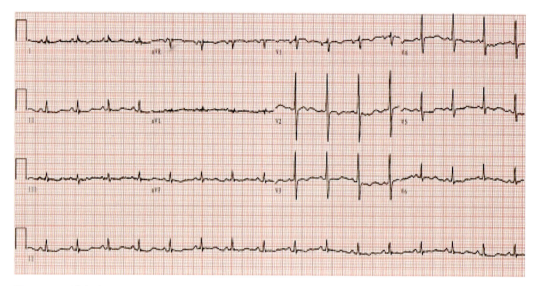

图 9-9 入院心电图

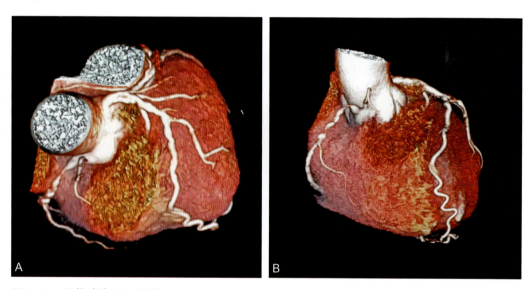

图 9-10 冠状动脉 CTA 检查

    2013 年 8 月 11 日行冠状动脉造影检查,结果提示冠状动脉呈右优势型,左主干正常,前向血流 TIMI 3 级。前降支开口及近段弥漫性狭窄,狭窄最重 70%~80%,前向血流 TIMI 3 级。前降支远端可见向右冠状动脉侧支循环。回旋支开口有斑块,中段次全闭塞,前向血流 TIMI 2 级。右冠状动脉开口闭塞,前向血流 TIMI 0 级。决定尝试对右冠状动脉慢性闭塞病变行介入治疗。补充肝素至总量 6000 U。以 JR4 指引导管到达右冠状动脉开口。Miracle 3 指引导丝到达右冠状动脉中段后不能前行,以 1.5×15 mm 顺应性球囊支撑下,钢丝走形至夹层。保留钢丝,送入另一根 Miracle 3 指引导丝送到右冠状动脉中段后仍然不能进入真腔。右冠状动脉近段有少量造影剂外渗，终止手术，回监护室密切观察。2h 后患者突发心率减慢，血压下降，意识丧失，紧急予以胸外心脏按压，阿托品、肾上腺素、多巴胺等药物治疗，并紧急行大静脉穿刺置管，多巴胺升压，快速补液处理。同时行床旁心脏彩超检查示心包积液，最大深度 10mm，考虑急性心包压塞。在床旁 B超引导下行局麻下心包穿刺置管引流术，抽出鲜红色心包腔积液约 200ml。但患者病情仍不稳定，血压 90/60mmHg，心率 110/min 左右，决定立即返回导管室行冠状动脉造影检查。冠状动脉造影显示右冠状动脉近段以远闭塞，近段远侧可见造影剂呈针状喷射漏出。决定首先尝试球囊封堵术。送 BMW 导丝送至右冠状动脉近段，先以 2.5×8mm球囊 10Atm 加压封堵不成功，再以 3.0×9mm 球囊至右冠状动脉穿孔部位近段 14atm扩张持续加压封堵，20min 后释放球囊压力，造影见仍有少量渗出，再次予以球囊加压封堵 20min 仍不成功。决定行冠状动脉穿孔脂肪粒封堵术。于左侧腹股沟切皮取脂肪粒，另取一根 BMW 导丝，以头端穿刺脂肪粒，定位于导丝头端以外 5cm，修剪为 1mm³ 大小，撤出原有导丝及球囊，将带有脂肪粒的导丝送至右冠状动脉近闭塞点，后用球囊推送脂肪粒至导丝头端，球囊加压封堵，10min 后造影观察，渗出消失。继续加固增压封堵 25min，再次确认无造影剂渗出，患者胸闷、心慌、憋气症状明显缓解，生命体征平稳，血压 130/75mmHg，心率 85/min。返回监护室严密观察病情变化。后反复心脏超声检查，可见心包腔内液性暗区最大深度 6mm，未再增加。2d 后病情平稳，拔出心包引流管。住院 2 周后转入心脏外科行冠状动脉旁路移植手术，术后观察 1 周病情平稳出院。出院前复查心脏超声未见心包积液。

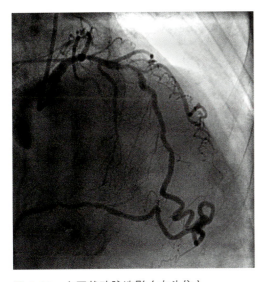

图 9-11　左冠状动脉造影（右头位）

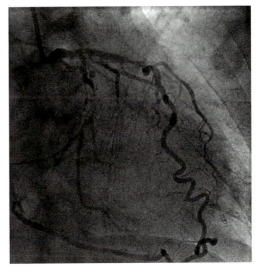

图 9-12　左冠状动脉造影（右足位）

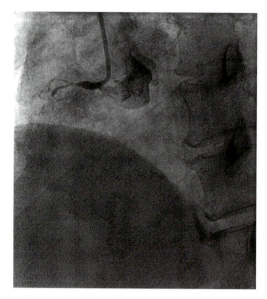

图 9-13　右冠状动脉造影

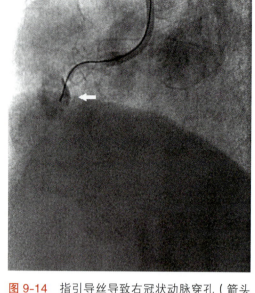

图 9-14　指引导丝导致右冠状动脉穿孔（箭头所示）

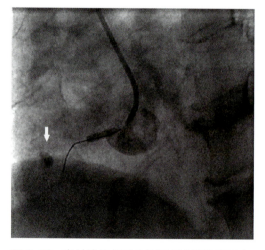

图 9-15　囊封堵后仍可见造影剂（箭头所示）

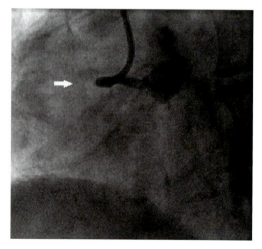

图 9-16　脂肪粒栓塞后造影剂继续外渗消失（箭头所示）

（手术医师：王　禹　白　静　高　磊）

专家点评

　　前述两例患者均为冠状动脉介入术中出现导引钢丝所致冠状动脉穿孔及急性心包压塞的病例，虽经积极抢救成功，但其中有一些关键问题值得我们思考和总结。

　　冠状动脉穿孔的常见原因主要包括：①冠状动脉本身条件差、病变复杂；应用特殊器械，如切割球囊，旋切（磨）术治疗时；对病变认识不全面；球囊过大、加压过高过快，都易产生冠状动脉穿孔或破裂。病例 1 前降支介入治疗术中应用的磁导丝是在应用磁导航系统时所需的一种特制导丝，其顶端有 2~3 mm 金属包裹的钕铁硼磁铁。与普通导丝比较，磁导丝有其独特的优点，在置入磁导丝前，术者无需对其预先塑形，在置入导丝过程中，其顶端保持竖直（或30°弯曲）状态，故在通过竖直的冠状动脉节段时，导丝不易进入分支血管，而在通过扭曲的冠状动脉节段时，术者可改变磁场方向，任意调整磁导丝顶端的方向，使其顺利通过扭曲的血管或病变。磁导丝术前不塑形导致头端保持竖直状态，加上术者对磁导丝操控性能缺乏了解，可能是导致远端穿孔的直接原因。②部分患者术中造影无明显穿孔，术后 2~24 h 突然出现心脏压塞，可能与穿孔微小或应用强而有力的抗凝、抗血小板有关。上面两例患者均是术中发现存在少量造影剂外渗，但患者无特殊不适症状，术者心存侥幸，未进行心包穿刺引流，在返回病房后 2 h 左右，迅速出现急性心包压塞危急情况，这一点尤其值得我们注意。③冠状动脉穿孔常发生于小分支和末梢血管，其原因多数因导丝操作不当，尤其带有亲水涂层和中等硬度以上的导丝直接穿出血管，或球囊在闭塞病变的假腔内或桥状侧支内扩张，或介入器械过硬，血管相对小而弯曲造成直接损伤的结果。病例 2 即是在 CTO 病变处理过程中硬导丝反复操作导致冠状动脉穿孔的。

心包压塞的临床表现：心包压塞的临床表现主要取决于积液（血）的量和速度及心包顺应性。当积液快速积聚不足 200 ml 时，心包未扩张或伸展，顺应性差来不及代偿，可使心包腔内压力骤升 20~30 mmHg，引起心排血量和动脉压下降，出现严重的心脏压塞症状。典型的早发心脏压塞表现为胸痛、胸闷、头昏、乏力、多汗、打哈欠、呼吸困难、意识障碍、心动过速、低血压、血氧饱和度下降、休克等，这些症状可联合出现或单独出现[4]，且应用多巴胺、阿托品、快速补液无效，需除外血管迷走反射、出血、急性支架内血栓、严重过敏等。虽然颈静脉充盈怒张、奇脉、血压下降、心音遥远等为心脏压塞特异性体征，但存在低血容量、肥胖、肺气肿、肺栓塞、左心功能不全等情况时，可以掩盖心脏压塞特异性体征或不出现上述体征。上述两例患者发病过程中均出现血压下降，但心率表现各异，经补液、升压后症状缓解均不明显，经迅速心包穿刺引流后才逐渐恢复。因此，对类似患者应加强监护，定时超声检查，可能会尽早发现心包积液。

冠状动脉穿孔预防关键是避免导丝损伤冠状动脉，操作中一定要掌握好导丝走向，导丝及导管操作应轻柔，冠状动脉介入术中进入导丝应使用旋转力，始终保持良好的触觉反馈和导丝头部有一定的活动空间，一旦发现运动受限及扭曲。并有阻力时，应先注射造影剂判断有无进入血管内膜下，在没有完全确定穿刺导丝进入确切部位前，不能盲目地进入扩张导管或球囊。上述两例患者的操作中，或是导丝走得太远，或是硬导丝方向不对而且进行了球囊支撑，最终导致并发症出现。

冠状动脉穿孔处理：①单纯导丝穿出血管外，未行球囊扩张，一般拔出导丝，不会立即造成严重心包压塞。当球囊在狭窄病变的假腔内或桥状侧支内扩张时，则会引起严重后果。②冠状动脉穿孔一旦发生，很快产生心脏压塞，若有心脏压塞症状，应立即心包穿刺，而不是侥幸地观察、等待。必要时留置猪尾管，动态观察 12~24 h，每 2~4 h 抽吸 1 次，当没有活动性出血，且生命体征稳定时才考虑拔管。如上述方法无效，应果断返回导管室行冠状动脉造影检查，明确冠状动脉穿孔部位，指导治疗决策。上面两例患者虽然及时进行心包穿刺引流，但病情仍无明显好转，血流动力学极不稳定，此时果断返回导管室明确冠状动脉穿孔性质非常重要。病例 1 在明确是前降支远端穿孔后采取将球囊导管放于造影剂外漏部位近端，持续低压扩张，长时间造成末端管腔内血栓形成而封闭穿孔成功。病例 2 虽然也采取了上述球囊加压封闭的方法但效果仍不理想，此时需要人为造成冠状动脉血栓形成才有可能封闭破口，本例的经验是采用脂肪粒栓塞诱发冠状动脉血栓形成，取得成功。

相关进展

Ellis 收集了美国 11 个心脏中心 2 年间 12 900 例 PCI 病例，其中 62 例患者发生冠状动脉穿孔（0.5%）。Ellis 将冠状动脉穿孔分为三种类型。Ⅰ 型：线性夹层的血管腔外局限性对比剂滞留，无对比剂喷射性外渗；Ⅱ 型：心包或心肌内染色，但无对比剂喷射性外渗；Ⅲ 型：通过较大的破口（>1 mm）对比剂喷射性外渗，其中对比剂喷射性外渗至心房、心室或冠状静脉窦为 Ⅲ 型穿孔的亚型（有作者称之为 Ⅳ 型冠状动脉穿孔）。其中以 Ⅱ 型穿孔最为常见（50%），其次是 Ⅲ 型穿孔（25.8%）和 Ⅰ 型穿孔（21%），仅有非常少的病例为对比剂喷射性外渗至心房、心室或冠状静脉窦（3.2%）。Ⅰ 型穿孔预后最好，一般不需要特殊处理，其发生心包压塞的比例为 8%；Ⅱ 型穿孔有时仅需长时间球囊低压充盈封堵穿孔处，即可使之终止，其发生心包压塞的危险为 13%；Ⅲ 型穿孔最为凶险，发生心包压塞的危险为 63%，死亡率高达 20%～44%，60% 需要紧急外科手术[1-3]。对比剂外渗至心房、心室或冠状静脉窦时，通常预后较好。冠状动脉穿孔一旦发生，应立即对其进行处理。根据不同冠状动脉穿孔的类型，其处理方式也有很大不同。Ⅰ 型穿孔通常不需要特殊处理。如果是导引钢丝导致的 Ⅰ 型穿孔，只需将导引钢丝后撤至血管近端，然后对其进行严密观察：15～30 min 后重复冠状动脉造影，如无对比剂外渗则不需要进一步处理。为排除心包压塞的可能，术者应尽快对患者进行床旁心脏超声检查，右室或右房舒张早期塌陷是心包压塞的早期征象，该征象的出现早于患者血压下降或休克。如果对比剂渗出逐渐扩大，可考虑静脉给予鱼精蛋白中和肝素（每 1 mg 鱼精蛋白中和 100 U 肝素，目标 ACT<150 s）[4]。Ⅰ 型穿孔如果发生在血管远端，可考虑尝试在穿孔血管部位或其近段使用普通球囊长时间充盈[5]。① Ⅰ 型穿孔如果发生在闭塞病变段内，植入支架后该穿孔即可愈合；如果因种种原因，导引钢丝无法进入血管真腔，这时可以尝试在血管近端使用球囊长时间充盈，如果穿孔仍不愈合，且有进一步扩大的可能，对于直径在 2 mm 以上的血管，应考虑急诊外科手术；如果穿孔血管直径小于 2 mm，应定时随访超声心动图（术后 1 h、12 h 和 24 h），并做好心包穿刺的准备。② Ⅱ 型冠状动脉穿孔的治疗，一旦发生 Ⅱ 型冠状动脉穿孔，应立即对其进行心脏超声检查。如患者使用 GP Ⅱb/Ⅲa 受体拮抗药，应立即将其停用，此时术者应做好心包穿刺的准备。如果该 Ⅱ 型穿孔是导引钢丝所导致，应使用球囊（普通球囊或灌注球囊）长时间充盈穿孔血管近段部位，10 min 后重复冠状动脉造影。如果穿孔愈合，术后应将患者送至心脏监护室，并定时随访心脏超声（同 Ⅰ 型穿孔的治疗）。如果对比剂渗出逐渐扩大，则应考虑使用鱼精蛋白，对于使用 GP Ⅱb/Ⅲa 受体拮抗药的患者，应考虑输注血小板，如果患者有心包压塞症

状，应立即行心包穿刺术，同时根据穿孔血管的直径选择相应的治疗措施：如血管直径在 2 mm 以上，应植入 PTFE 带膜支架[5]，如穿孔部位位于远段血管或者血管直径小于 2 mm，可以考虑使用弹簧圈、自体脂肪或者明胶海绵等治疗措施。如上述治疗措施均无效，应考虑外科手术。③Ⅲ型冠状动脉穿孔。Ⅲ型穿孔发生后，术者应采取非常积极的治疗措施，包括补充血容量、紧急心包穿刺、静脉给予鱼精蛋白，如果患者使用 GP Ⅱb/Ⅲa 受体拮抗药，应立即将其停用，并输注血小板。为了给心包穿刺或其他抢救措施赢得时间，术者应立即使用普通球囊或灌注球囊在穿孔血管部位充盈 20~30 min。心包穿刺后留置引流管至少 24 h。一部分患者经过上述处理，其穿孔可能愈合，如果重复冠状动脉造影发现穿孔不愈合者，应考虑置入 PTFE 带膜支架或使用弹簧圈等治疗措施（见Ⅱ型穿孔的治疗措施）[6]。如上述治疗措施均无效，应考虑外科手术[6-8]。对比剂外渗至心房或心室，如无心包压塞症状，只需严密随访心脏超声即可，但是如果出现心包压塞，其治疗措施则同上述。在非导引钢丝导致的血管穿孔病例中，保持导引钢丝在原有位置至关重要，此时术者可以根据穿孔血管的直径选择相应的治疗措施。根据 Mayo Clinic 的资料，使用鱼精蛋白和球囊长时间充盈是治疗这类血管穿孔最常用的方法，鱼精蛋白可以中和抗Ⅱa 因子活性，但是却无法中和抗 Xa 因子活性，而后者是低分子量肝素作用的重要途径，尽管目前有很多文献显示介入治疗使用低分子量肝素的安全性，但是一旦这些患者出现血管穿孔，鱼精蛋白将无效。我们中心对于Ⅲ型穿孔的治疗常常是在心包穿刺引流的同时，采用球囊长时间扩张（≥ 10~30 min），如果穿孔未愈合，我们则考虑植入 PTFE 带膜支架或者使用弹簧圈封堵穿孔血管。如果穿孔较大，在准备植入 PTFE 带膜支架时，穿刺对侧股动脉，然后放入第二根指引导管至靶血管（此时略微后撤第一根指引导管，以便第二根指引导管进入靶血管），经第二根导引钢丝放入 PTFE 带膜支架：PTFE 带膜支架经第二根导引导引钢丝送到充盈球囊近端，然后使该球囊保持负压并略回撤该球囊，迅速将 PTFE 带膜支架植入血管穿孔部位。冠状动脉穿孔后常用的治疗器械包括 PTFE 带膜支架、微球、弹簧圈和明胶海绵等[7-9]。微球、弹簧圈、明胶海绵主要用于导引钢丝导致的血管穿孔、穿孔血管直径较小或穿孔部位位于远端血管，不适合植入 PEFE 带膜支架者，其中弹簧圈及微球等器械尤适合于冠状动脉针尖样穿孔[9]。日本医师曾把小块脂肪组织通过微导管注入远端血管穿孔部位（注入之前把脂肪组织放在对比剂内浸润，以便精确定位），其疗效与弹簧圈相似（本文的第 2 例也采取了相同的技术），但与弹簧圈及微球不同的是，脂肪组织在穿孔愈合后可以完全吸收。

（高　磊　白　静　王　禹）

参考文献

[1] Stankovic G, Orlic D, Corvaja N, et al. Incidence, predictors, in-hospital, and late outcomes of coronary artery perforations. Am J Cardiol, 2004, 93: 213–216.

[2] Ellis SG, Ajluni S, Arnold AZ, et al. Increased coronary perforation in the new device era. Incidence, classification, management, and outcome. Circulation, 1994, 90: 2725–3270.

[3] Fasseas P, Orford JL, Panetta CJ, et al. Incidence, correlates, management, and clinical outcome of coronary perforation: analysis of 16,298 procedures. Am Heart J, 2004, 147: 140–145.

[4] Fejka Martin, Dixon Simon R, Safian Robert D. Diagnosis, management, and clinical outcome of cardiac tamponade complicating percutaneous coronary intervention. Am J Cardiol, 2002, 90: 1183–1186.

[5] Mulvihill NT, Boccalatte M, Sousa P, et al. Rapid sealing of coronary perforations using polytetrafluoroethylene-covered stents. Am J Cardiol, 2003, 91: 343–346.

[6] Ramana RK, Arab D, Joyal D, et al. Coronary artery perforation during percutaneous coronary intervention: incidence and outcomes in the new interventional era. J Invasive Cardiol, 2005, 17: 603–605.

[7] Lansky AJ, Yang YM, Khan Y, et al. Treatment of coronary artery perforations complicating percutaneous coronary intervention with a poly-tetrafluoroethylene-covered stent graft. Am J Cardiol, 2006, 98(3): 370–374.

[8] Yoo BS, Yoon J, Lee SH, et al. Guidewire-induced coronary artery perforation treated with transcatheter injection of polyvinyl alcohol form. Catheter Cardiovasc Interv, 2001, 52(2): 231–234.

[9] Laurent A, Wassef M, Chapot R, et al. Location of vessel occlusion of calibrated trisacrylgelatin microspheres for tumor and arteriovenous malformation embolization. J Vasc Interv Radiol, 2004, 15(5): 491–496.

AMI 合并心功能不全及
重症感染患者的救治
——准确诊断，果断治疗，良好预后

学习要点

　　本例患者为急性心肌梗死心肺复苏术后，冠状动脉支架植入术后，心功能不全基础上合并重症感染，心功能不全肺水肿与肺内感染相混杂，呼吸循环功能严重障碍导致多脏器功能失代偿的复杂病例。经过严密病情观察，实时出入量调控，及时进行微生物学检测，果断大胆调整、停用抗生素，适时加用抗真菌药物，纠正心功能并控制感染等精确治疗，最终成功挽救了此急性广泛前壁心肌梗死后合并心力衰竭、呼吸衰竭、肝衰竭、大量血胸并重症感染患者。

病例摘要

　　患者，男性，48 岁。主因"发作性胸闷、胸痛 1 年余，加重伴喘憋 1 个月"于 2012 年 6 月 15 日入院。患者 2011 年初无明确原因出现胸闷、胸痛，多在运动后出现，为心前区发作性闷胀感，持续数分钟，含服硝酸甘油可缓解。后不规律用药，症状偶有发作。2012 年 5 月 18 日患者打篮球时突然出现胸痛，伴喘憋，到当地县医院就医，诊断为"急性广泛前壁心肌梗死、心功能不全，肺部感染"，给予扩冠、抗血小板、利尿、抗感染等药物治疗效果欠佳，3 d 后转至济宁医学院附属医院，诊断为大量胸腔积液，给予穿刺抽液等治疗，5 月 30 日冠状动脉造影提示前降支和回旋支高度狭窄病变（图 10-1），右冠状动脉后降支及左室后支高度狭窄（图 10-2），造影术中出现室颤、电除颤成功。此后患者多次发作室上速、室速、室颤，每日数次，反复给予除颤（24 h 内除颤 17 次）和大剂量胺碘酮等药物治疗后转复为窦性心律。6 月 4 日植入 IABP，6 月 10 日行介入治疗，冠状动脉前降支植入支架 2 枚（图 10-3），回旋支植入支架 1 枚（图 10-4），手术顺利，血流 TIMI 3 级。6 月 11 日右侧胸腔抽出 2500 ml 血性液体，次日拔除 IABP。发病以来患者间断出现发热，曾给予亚胺培南／西拉司丁（泰能）、利奈唑胺、卡泊芬净等药物治疗，6月15日晨起体温38.5℃，当日为进一步诊治由山东济宁急诊转送入我科。入院查体：体温36.7℃，脉搏93/min，呼吸22/min，血压114/59mmHg。半坐位，面色苍白，神志淡漠，查体合作。右侧胸部留置胸腔引流管，引流袋内可见血性液体。呼吸运动两侧对称，语颤右侧增强，右肺呼吸音低，可闻及湿性啰音。心率93/min，律齐，各瓣膜听诊区未闻及杂音，心包摩擦音未闻及。腹软，肝脾肋下未触及，移动性浊音（−）。双下肢无水肿。入院实验室检查：血常规Hb 105g/L（137~179g/L）；RBC 3.35×10^{12}/L[（4.3~5.9）×10^{12}/L]；WBC 5.84×10^9/L[（3.5~10）×10^9/L]；NEU 0.962（0.50~0.70）；PLT 104×10^9/L[（100~300）×10^9/L]；丙氨酸氨基转移酶253.1U/L（0~40U/L），总胆红素27.6μmol/L（0~21.0μmol/L），直接胆红素14.6μmol/L（0~8.6μmol/L），肌酐59.1μmol/L（30~110μmol/L），LDH 375.6U/L（40~250U/L），CK-MB 2.25ng/ml（0~24ng/ml），NT-ProBNP 11980pg/ml（0~150pg/ml）。心电图：V_2~V_4导联可见病理性Q波ST段抬高0.2~0.5μV（图10-6）。Apache Ⅱ评分16，死亡率22%，格拉斯哥昏迷评分14。入院诊断：①冠心病，急性广泛前壁心肌梗死（恢复期）心功能Ⅲ级（KILLIP分级）；②2型糖尿病；③右侧胸腔积液；④重症感染；⑤肝功能异常。入院后患者反复出现寒战、高热、气短，伴一过性氧饱和度下降波动于85%~89%。血气分析示PCO_2 43mmHg，PO_2 46mmHg，SO_2 85%。痰培养两次均为嗜麦芽窄食单胞菌生长，6月18日肺CT检查提示：右侧大量、左侧少量胸腔积液、双肺支气管血管影模糊紊乱，考虑肺淤血，可见局限性肺膨胀不全，考虑与胸水压迫有关（图10-7，图10-8）。根据药敏结果6月19日将美罗培南（美平）更换为头孢哌酮/舒巴坦（舒普深）、左氧氟沙星，并加用卡泊芬净抗感染、抗真菌治疗。加强利尿、控制出入量。行床旁超声示右侧大量胸腔积液，胸腔下部积液影较为密实，右肺可见实变影，超声引导下右侧胸腔穿刺置管，引流出陈旧性血性胸水，考虑胸腔下部密实影为血液机化、凝固，持续胸腔引流，密切观察血红蛋白、警惕胸腔活动性出血。同时正确采样继续送检胸水、痰、血、尿等相关标本，常规检查及细菌学培养。更换抗生素及持续血胸引流以后体温较前好转，寒战减轻，且发作间歇时间延长。但6月24日患者再次出现间断胸闷、憋气。分析患者间断胸闷、憋气，低氧血症，应用强心利尿等药物处理后可缓解，支持心力衰竭发作合并肺部感染，且心力衰竭导致胸闷、憋气的作用大于肺部感染。因此治疗上严格控制输液速度，限制液体总量，加用左西孟旦联合应用呋塞米及毛花苷C等药物强心、利尿、降低心脏负荷。但症状仍反复并呈逐渐加重趋势。6月28日再次复查肺CT，与前次CT片比较进展较快，尤其是上肺，密度较高提示可能肺泡腔内渗出较多，发生实变，其原因考虑肺水肿合并感染，肺水肿所占比重大，CT片进展如此快，但是临床化验指标在好转，不支持普通细菌感染的加重（图10-9，图10-10）。根据肺部CT特殊性表现、尿便痰培养结果，考虑念珠菌感染，果断停用头孢哌酮/舒巴坦、左氧氟沙星及卡泊芬净，单用氟康唑及强化抗心力衰竭治疗20d。7月12日复查肺CT病变明显吸收（图10-11，图10-12）。7月17日患者病情稳定，心力衰竭纠正，心功能稳定，感染控制，体温正常，出院。

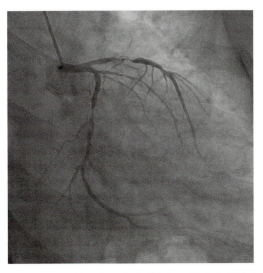

图 10-1　术前冠状动脉造影（左冠状动脉造影）

前降支近段弥漫性长病变，狭窄 90%，第一对角支开口狭窄 80%。远端弥漫性长病变，狭窄 85%~90%

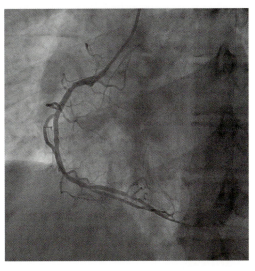

图 10-2　术前冠状动脉造影（右冠状动脉造影）

右冠状动脉近段局限性狭窄 30%，后降支开口狭窄 90%，左室后支狭窄 85%。

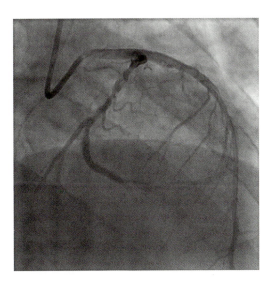

图 10-3　前降支支架术后

以 Pioneer 2.5×20 mm 球囊在前降支近段预扩，压力 16 atm。植入乐普 3.0×24 mm 支架，14 atm 释放

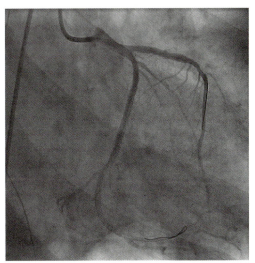

图 10-4　回旋支支架术后

回旋支远端无预扩植入乐普 3.0×33 mm 支架，14 atm 释放。近段连接乐普 3.0×24 mm 支架，14 atm 释放

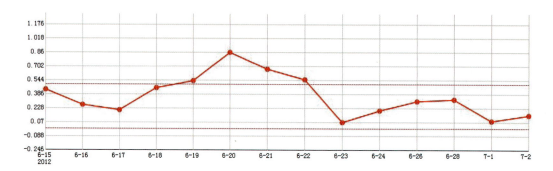

图 10-5　降钙素原变化趋势图

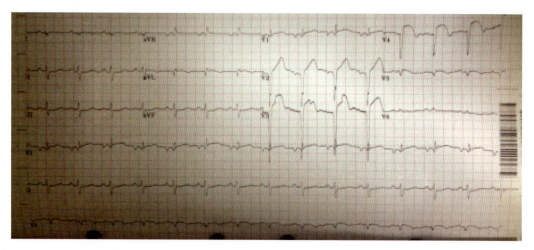

图 10-6　入院时心电图：窦性心律，V_2~V_4 导联可见病理性 Q 波，ST 段抬高 0.2~0.5 mV

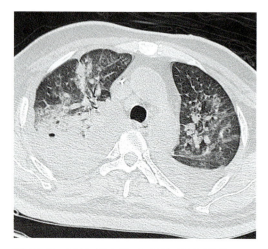

图 10-7　2012 年 6 月 18 日肺 CT 冠状位

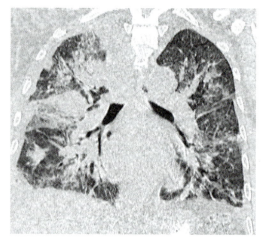

图 10-8　2012 年 6 月 18 日肺 CT 矢状位

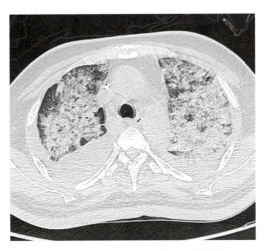

图 10-9　2012 年 6 月 28 日肺 CT 冠状位

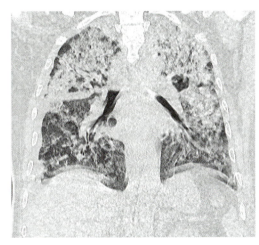

图 10-10　2012 年 6 月 28 日肺 CT 矢状位

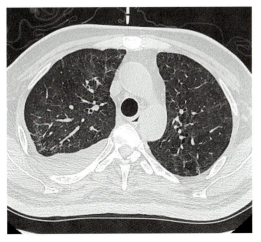

图 10-11　2012 年 7 月 12 日肺 CT 冠状位

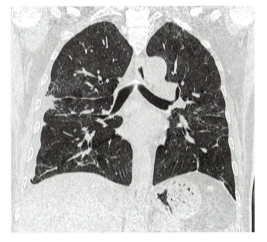

图 10-12　2012 年 7 月 12 日肺 CT 矢状位

（手术医师：马永东　高　磊　王　禹）

专家点评

　　患者糖尿病多年，于运动中突然出现广泛前壁心肌梗死，继之出现心功能不全，恶性心律失常，肝功能异常，大量胸腔积液，重症感染。该患者治疗分为三个阶段：第一阶段是急性心肌梗死及心功能不全的抢救治疗。第二阶段是重症感染及心功能不全的抢救治疗。第三阶段是严重真菌感染及心功能不全的抢救治疗。第一阶段急性心肌梗死心功能不全及恶性心律失常的救治完成于当地医院，在发病后多次电除颤纠正恶性心律失常，并给予 IABP 支持及右侧胸腔积液引流，两次冠状动脉造影，于发病第 22 天成功在前降支及回旋支植入支架，完成了梗死血管的再血管化，改善了心功能，消除了缺血导致恶性心律失常的发生基础。但患者因心功能差，长时间住院，免疫力下降，多次有创操作,出现重症感染。第二阶段是重症感染及心功能不全地救治。入院时患者心功能不全、恶性心律失常、肝功能不全,重症感染、胸腔积液等情况并存。给予积极的抗心力衰竭、预防心律失常、扩张冠状动脉、抗感染、降血糖、保护脏器功能及营养支持等为主的治疗,同时防治如下肢深静脉血栓、尿路感染、应激性溃疡、消化道出血等并发症。行血尿便常规、生化及血尿便培养、床旁胸片、胸水超声定位、腹部超声等检查,指导治疗。但患者仍然反复显著呼吸困难出现寒战、高热,伴一过性氧饱和度下降,分析患者寒战发热的原因为感染,结合患者血象升高及发病后反复行有创操作病史,考虑为细菌感染引起,感染灶可能有肺部、胸水、大静脉置管、尿路以及细菌性心内膜炎,行相关检查,最终考虑肺部感染可能性最大,根据细菌培养及药敏结果调整抗生素及抗心衰治疗后症状一度好转,但之后很快再次出现呼吸困难症状加重。进入第三阶段真菌感染及心功能不全的抢救治疗:结合患者发病后长期于 CCU 治疗,大量使用抗生素的病史,虽然血培养阴性,仅于尿便痰培养中发现念珠菌,药敏试验氟康唑敏感,患者降钙素原持续小于 0.5 ng/1l(图 10-5),虽有感染征象,综合考虑为真菌感染所致,果断停用所有抗生素,加用氟康唑对症治疗,是患者得以康复出院的关键。在整个救治过程中,心功能不全导致肺水肿及胸腔积液伴随病程始终,与肺内感染交互作用,肺水肿、肺充血易出现肺内感染,而肺内感染又加重了心功能不全,加重肺水肿及肺充血。因此,在救治过程中针对不同的主要矛盾及时改变治疗策略是本病例治疗成功的关键所在。

相关进展

心功能不全是因心室充盈或射血的任何结构或功能受损所致的一种复杂的临床综合征。其中难治性心力衰竭又称顽固性心力衰竭,指心功能Ⅲ~Ⅳ级的充血性心力衰竭患者,心力衰竭的症状和体征未能得到改善甚至恶化者,应用适当的病因治疗和规范化抗心力衰竭治疗 2 周以上。心功能不全可能是由于心包、心肌、心内膜、心瓣膜、大血管或由于某种代谢异常所致,但大多数 HF 患者具有由于左室心肌功能受损引起的症状。2013ACCF/AHA 新指南心力衰竭发病机制病理生理机制部分增加心肌损伤的表述:即在发生心肌重构的机制中,除神经内分泌系统(如肾素-血管紧张素-醛固酮系统和交感神经系统)过度激活外,提出心肌急性损伤(如急性心肌梗死、重症心肌炎所致的心肌坏死)也是其主要原因[1, 3]。而难治性心衰处理明确病因对指导治疗至关重要,常见原因应考虑到:

1. **心脏合并症** ①慢性风湿性心脏瓣膜病患者并发风湿活动。②并发感染性心内膜炎。③冠心病并发乳头肌功能不全及心肌梗死并发房室间隔穿孔。④二尖瓣脱垂综合征并发腱索断裂。⑤各种心律失常。

2. **肺部感染** 严重心力衰竭以及老年心力衰竭患者合并肺部感染常见,且多呈不典型表现。

3. **电解质紊乱与酸碱平衡失调** ①低钾、低镁多见,低钾、低镁可导致室性心律失常,尤其在应用洋地黄患者中,可使心力衰竭加重、难治。②低钠血症,是利尿药抵抗的常见原因,使心力衰竭加重或持续。③酸中毒时心肌收缩力进一步被抑制并对各种强心药和血管活性药物的反应性减低，使心力衰竭加重或持续。

4．贫血及营养不良　①贫血：NYHA Ⅳ级患者贫血发生率高达 79%，是心力衰竭患者死亡的一个独立危险因素。纠正贫血，可改善患者临床症状，降低住院率、死亡率，提高生活质量。②维生素缺乏：尤其是维生素 B 缺乏，本身就是心力衰竭的致病因素。③心力衰竭恶液质：多发生在终末心力衰竭。

5．甲状腺功能异常　①甲状腺功能减退，可发生心肌间质黏液水肿，心肌变性，心包积液。②甲状腺功能亢进，则引发高动力循环样变化，从而恶化心力衰竭或使心力衰竭治疗失效。③原有甲状腺疾病的心力衰竭患者和老年心力衰竭患者，心力衰竭治疗无效或心功能进行性恶化时应排除甲状腺功能异常（常为甲状腺功能低下）所产生的影响。

6．肾功能不全或心肾综合征　肾功能不全是心力衰竭患者一项可靠的预后独立预测指标，可加重心力衰竭，故应积极治疗；治疗强调心脏和肾功能不全的相互影响。

7．睡眠障碍和睡眠呼吸障碍　①高达 1/3 的心力衰竭患者的睡眠呼吸暂停可引起间歇性低氧血症、高碳酸血症和交感神经激活。②梗阻性睡眠呼吸暂停还可引发胸内负压反复发作和 LV 后负荷增高。③诊断需要多导睡眠监测。④夜间吸氧、连续气道正压通气双层气道正压通气和自动适配服务通气可用于治疗夜间低血氧症。

8．抑郁症　①抑郁症使心力衰竭患者症状加重和预后不良，还可引起患者依从性差和社交孤立。②选择性 5- 羟色胺再摄取抑制剂被认为是安全的，而三环类抗抑郁药因为可引起低血压，心力衰竭恶化和心律失常。

指南积极推荐 BNP/NT-proBNP 用于急性心力衰竭评估。NT-proBNP < 300 pg/ml 和 BNP < 100 pg/ml 为排除急性心力衰竭切点；BNP/NT-proBNP 对评估急性失代偿性心力衰竭患者生存率有一定预测价值；推荐利钠肽指导治疗（急性心力衰竭患者与基线相比，治疗后 BNP/NT-proBNP 下降 ≥ 30% 表明治疗奏效）[2, 3]。

本例患者出现难治性心功能不全，结合病史是由于广泛前壁心肌梗死导致急性心肌损伤，合并恶性心律失常，重症肺部感染及真菌感染，血胸，出现多脏器功能失代偿。经过严密病情观察，实时监控 BNP 值及中心静脉压，根据其变化调整出入量，及时进行微生物学检测，结合胸片及肺 CT 检查，果断大胆调整、停用抗生素，适时加用抗真菌药物，纠正心功能并控制感染等精确治疗，最终成功挽救了此急性广泛前壁心肌梗死后合并心力衰竭、呼吸衰竭、肝衰竭、大量血胸并重症感染患者。

（郭新红　马永东　侯允天）

参 考 文 献

[1]　Developed in Collaboration With the American College of Emergency Physicians and Society for Cardiovascular Angiography and Interventions. 2013 ACCF/AHA Guideline for the Management of ST-Elevation Myocardial Infarction. J Am Coll Cardiol, 2013, Jan 29; 61(4): e78–140.

[2]　Mc Murray JJ, Adamopoulos S, et al. ESC Guidelines for the diagnosis and treatment of acute and chronic heart failure 2012. The Task Force for the Diagnosis and Treatment of Acute and Chronic Heart Failure 2012 of the European Society of Cardiology. Developed in collaboration with the Heart Failure Association (HFA) of the ESC. Eur J Heart Fail. 2012 Aug; 14(8): 803–869.

[3] Yancy CW, Jessup M, Bozkurt B, Masoudi FA, Butler J, McBride PE, Casey Jr DE, McMurray JJV, Drazner MH, Mitchell JE, Fonarow GC, Peterson PN, Geraci SA, Horwich T, Januzzi JL, Johnson MR, Kasper EK, Levy WC, Riegel B, Sam F, Stevenson LW, Tang WHW, Tsai EJ, Wilkoff BL, 2013 ACCF/AHA Guideline for the Management of Heart Failure, J Am Coll Cardiol, 2013 Oct 15; 62(16): e147–239.

病例 11

急性冠状动脉综合征伴基线血小板减少症患者的抗血小板和冠状动脉介入治疗

——因人而异，平衡利弊

学习要点

目前国内外抗血小板和冠状动脉介入治疗指南均未涵盖急性冠状动脉综合征（ACS）合并基线血小板减少症患者，因此对于基线血小板减少的非 ST 段抬高型 ACS 患者，是否给予积极的抗血小板药物及冠状动脉介入治疗，应根据患者的具体临床情况，综合评估患者的危险分层和出血风险，特别是 CRUSADE 出血评分，严密观察患者对抗血小板治疗的反应，监测血小板功能，选择最优化的治疗策略以缓解患者的心肌缺血症状，改善生活质量，同时尽可能减小出血风险，术后严密随访。

病例摘要

患者，男性，47 岁，主因"反复胸闷痛 1 月"于 2013 年 3 月 19 日入院。缘于 2013 年 2 月 18 日反复于快步行走或上三层楼时出现心前区闷痛，有时憋喘，伴左肩部轻微放射痛，偶夜间睡眠时痛醒，安静休息 5~10 min 后缓解。2 月 24 日在亳州人民医院行冠状动脉 CTA 检查提示：①冠状动脉粥样硬化性心脏病；②右冠状动脉多发软斑块，管腔轻度狭窄；③左主干、前降支、中间支交界处混合斑块影，管腔中度至重度狭窄；④中间支中远段局部壁冠状动脉（图 11-1），诊断为"冠心病 不稳定型心脏病"，建议患者到上级医院行冠状动脉造影检查。2 月 26 日在阜外医院住院治疗，诊断为"冠心病、劳力＋自发性心绞痛，急性非 ST 段抬高型心肌梗死"，给予扩张冠状动脉、降血压、调血脂等药物治疗，因患者外周血红细胞、白细胞、血小板三系减低，未行冠状动脉造影检查，住院 5 d 后病情好转出院，建议患者到综合医院继续诊治。3 月 1 日患者在北大医院血液病研究所行骨髓穿刺检查提示"再生障碍性贫血"（图 11-2）。患者继续口服扩张冠状动脉、调血脂、降血压等药物，未口服抗血小板药物，仍在快走时出现心前区闷痛，发作频率较前有所下降，数天发作 1 次，含服硝酸甘油后胸痛缓解，未再出现夜间痛醒。为进一步诊治，急诊以"冠状动脉粥样硬化性心脏病、不稳定心绞痛"收入我院。既往发现外周血三系减低 2 年余，否认皮肤、黏膜出血史，未进一步查找病因，未接受相关药物治疗。高血压病史 5 年余，血压最高 140/110mmHg，长期服用吲达帕胺等药物治疗，血压控制在正常范围内。有高脂血症、重度睡眠呼吸暂停综合征病史。否认糖尿病、脑血管疾病史，否认药物、食物过敏史，否认关节肿痛、皮疹、皮下瘀斑等病史。吸烟 10 余年，平均 20 支／日，饮酒 10 余年，每周饮白酒 4 斤。

入院查体：体温 36.3℃，脉搏 76/min，呼吸 18/min，血压 99/66mmHg，身高 172cm，体重 93kg，BMI 31.4，全身皮肤未见出血点和瘀斑，全身浅表淋巴结无肿大及压痛，口唇无发绀，颈动脉搏动正常，未见颈静脉怒张，甲状腺正常，胸廓无畸形，胸骨无压痛，呼吸运动两侧对称，肋间隙正常，语颤两侧对称，双肺叩诊呈清音，呼吸均匀，双肺呼吸音清晰，未闻及干湿性啰音及胸膜摩擦音，心界无扩大，心率 76/min，律齐，各瓣膜听诊区未闻及病理性杂音，未闻及心包摩擦音，腹部平坦，腹软，无压痛反跳痛，未触及包块，肝脾肋下未触及，双侧肾区叩击痛（−），肠鸣音正常，无下肢静脉曲张，四肢关节无畸形、无红肿疼痛，双下肢无水肿。

实验室检查：血常规（2013 年 3 月 21 日）：血小板 $30 \times 10^9/L$ [$(100 \sim 300) \times 10^9/L$]、白细胞 $2.53 \times 10^9/L$ [$(3.5 \sim 10) \times 10^9/L$]、红细胞 $2.37 \times 10^{12}/L$ [$(3.9 \sim 5.9) \times 10^{12}/L$]、血红蛋白 85g/L（116～179g/L）。血生化（2013 年 3 月 21 日）：肌酸激酶 80.6U/L（2～200U/L）、肌酸激酶同工酶定量 0.808ng/ml（0～6.5ng/ml）、肌钙蛋白 T 0.041ng/ml（0～0.1ng/ml）、全血肌钙蛋白 I 测定 0.048μg/L（0～0.1μg/L）、肌红蛋白 33.26ng/ml（0～75ng/ml）、NT-proBNP 1348pg/ml（0～150pg/ml）、空腹血糖 5.12mmol/L（3.4～6.1mmol/L）、尿素 3.29mmol/L（1.8～7.5mmol/L）、肌酐 87.2μmol/L（30～110μmol/L）。超敏 C 反应蛋白 2.16mg/dl（0～0.3mg/dl）。超声心动图（2013 年 2 月 26 日，阜外医院）：心腔正常，左心室前间隔及心尖部运动幅度明显减低，余室壁节段运动未见明确异常，左心室射血分数（EF）75%。入院诊断：①冠状动脉粥样硬化性心脏病　非 ST 段抬高型急性冠状动脉综合征（NSTE-ACS）心功能 1 级（Killip 分级）；②高血压病 3 级（很高危组）；③高脂血症；④睡眠呼吸暂停综合征（重度）；⑤全血细胞减少原因待查。

入院后给予瑞舒伐他汀钙片 10mg 口服 1/晚，琥珀酸美托洛尔缓释片 47.5mg 口服 1/d，磺达肝癸钠 2.5mg 皮下注射 1/d，硝酸异山梨酯注射液 2mg/h 静脉泵入，患者安静休息和缓慢散步时无胸闷痛发作。3 月 25 日血液科会诊后考虑诊断：全血细胞减少原因待查，再生障碍性贫血？骨髓增生异常综合征？给予利可君片 20mg 口服 3/d、氨肽素片 1g 口服 1/d。于 4 月 1 日开始给予硫酸氢氯吡格雷片 75mg 口服 1/d，于 4 月 4 日给予双联抗血小板治疗：阿司匹林肠溶片 0.1g 口服 1/d+ 硫酸氢氯吡格雷片 75mg 口服 1/d，患者无皮肤、黏膜出血。4 月 7 日查血栓弹力图提示：AA 抑制率 25.1%，ADP 抑制率 0%。于 4 月 8 日在局部麻醉下经右股动脉行冠状动脉造影术提示：冠状动脉供血呈均衡型，左主干未见明确狭窄，前降支开口狭窄约 95%，累及第一对角支开口狭窄约 90%，前向血流 TIMI 3 级，回旋支主干及分支未见明确狭窄，前向血流 TIMI 3 级（图 11-4，图 11-5）；右冠状动脉第一转折处内膜欠光滑，未见明确狭窄，前向血流

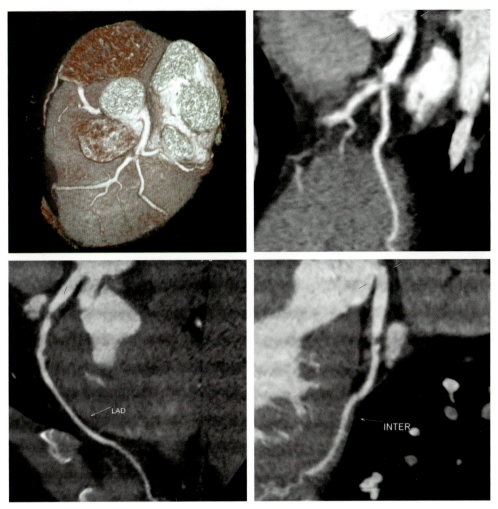

图 11-1　冠状动脉 CTA（2013 年 2 月 24 日，外院）：左主干、前降支、中间支交界处混合斑块影，管腔中度至重度狭窄

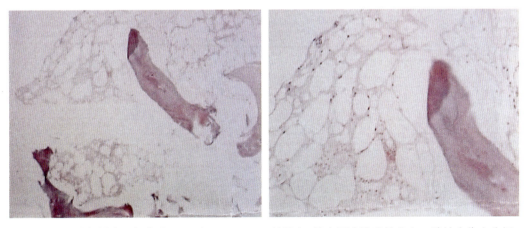

图 11-2　骨髓穿刺病理报告（2013 年 3 月 5 日，外院）：符合再生障碍性贫血，请结合临床分析

TIMI 3级（图11-6）。向患者和家属讲解患者冠状动脉病变情况，患者和家属同意行血管内超声、冠状动脉介入治疗。补充肝素至10 000 U，更换7F动脉鞘，选7F\EBU 3.5指引导管至左冠状动脉开口，选BMW导丝分别送至前降支远段和第一对角支远段，选VOLCANO血管内超声导管至前降支中段，回撤导管并记录影像：前降支开口重度狭窄，纤维斑块伴点状钙化，最小管腔面积约3.5 mm^2，对角支开口纤维软斑块，管腔重度狭窄。选2.75×10 mm切割球囊以12 atm预扩张前降支和第一对角支开口病变，在前降支开口预置3.0×12 mm后扩张球囊，选3.0×24 mm雷帕霉素涂层支架至第一对角支，略突入前降支开口约1 mm，以12 atm×10 s释放支架。撤对角支支架球囊和导丝，前降支预置球囊以12~14 atm×10 s扩张。再选3.0×15 mm预扩张球囊以12~16 atm×10 s预扩张前降支近段病变。选4.0×13 mm雷帕霉素涂层支架覆盖前降支开口，以14 atm×10 s释放支架。再选BMW导丝穿过前降支支架网孔至对角支远段，选1.5×15 mm预扩张球囊扩张支架网孔（16 atm×10 s），前降支3.5×12 mm后扩张球囊（6 atm）、对角支2.5×12 mm后扩张球囊（12 atm）行支架内球囊对吻扩张（图11-7）。再次冠状动脉造影和血管内超声检查提示前降支、对角支支架贴壁良好，无残余狭窄和夹层（图11-8至图11-14），术后临时再给予硫酸氢氯吡格雷300 mg口服，此后给予阿司匹林100 mg口服1/d+硫酸氢氯吡格雷150 mg口服1/d，术中、术后未应用糖蛋白Ⅱb/Ⅲa受体拮抗药，未给予抗凝治疗，患者无胸闷痛，无皮肤、黏膜出血，于4月13日出院，住院期间患者血常规三系变化见图11-3。

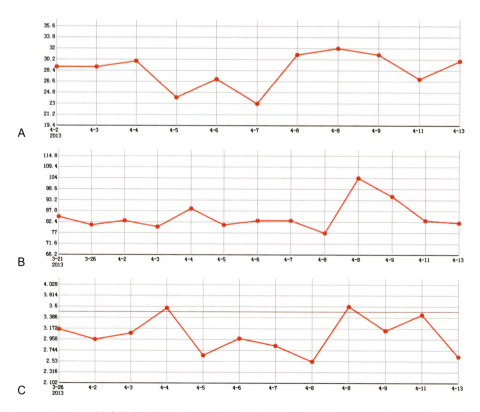

图 11-3　A. 血小板计数变化趋势图；B. 血红蛋白测定变化趋势图；C. 白细胞计数变化趋势图

　　术后 7 个月电话随访，患者生活质量恢复正常，无胸闷、胸痛，偶有皮肤、黏膜短暂出血，坚持口服阿司匹林 100 mg，1/d+ 氯吡格雷 150 mg，1/d，术后 6 个月复查血常规：血小板 $42×10^9$/L、白细胞 $2.78×10^9$/L、红细胞 $2.75×10^{12}$/L，血红蛋白 88 g/L。

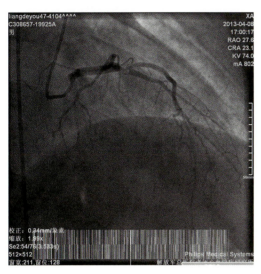

图 11-4　左冠状动脉造影（RAO 28°，CRA23°）

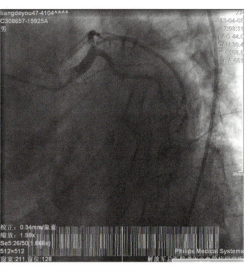

图 11-5　左冠状动脉造影（LAO 45°，CRA30°）

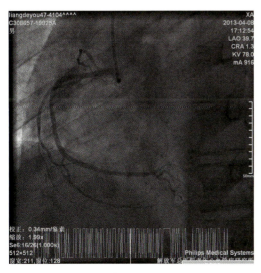

图 11-6　右冠状动脉造影（LAO 40°）

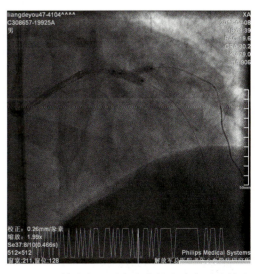

图 11-7　前降支、对角支支架内球囊对吻扩张（RAO20°，CRA30°）

第一，进行 NSTE-ACS 危险分层。该患者院内全球急性冠状动脉事件注册（GRACE）评分 84，住院死亡率 0.6%，住院死亡或心肌梗死的发生率 5%，根据 GRACE 评分属低危患者，但缺血症状反复发作，应接受延迟有创治疗（72 h 以内）。根据 2011 年欧洲心脏病学会（ESC）ACS 指南，该患者心肌标志物曾升高、有严重冠状动脉狭窄病变，属高危的非 ST 段抬高型 ACS 患者，需早期行冠状动脉介入治疗（IA）。

第二，评估患者的出血风险。该患者既往发现外周血三系减低 2 年余，但从未皮肤、黏膜出血，入院后给予磺达肝癸钠抗凝治疗也未出现皮肤、黏膜出血。ESC2011 年 NSTE-ACS 指南首次推荐 CRUSADE 出血评分以评估患者的出血风险，该患者 CRUSADE 出血评分 18（总分值 100），出血危险 3.1%（极低危）。

第三，尝试性给予抗血小板治疗，观察有无出血反应。停磺达肝癸钠抗凝治疗，以防止增加出血风险。首先给予氢氯吡格雷 75 mg 口服 1/d 连续 3 d，患者未出现出血反应，外周血三系无明显变化，继续联用阿司匹林 0.1 g 口服 1 次 + 氢氯吡格雷 75 mg 口服 1/d 连续 7 d，患者仍未出现出血反应，外周血三系也无明显变化。

第四，本手术团队决定行冠状动脉介入治疗。冠状动脉造影提示前降支、第一对角支真分叉病变，病变非常靠近左主干分叉，成功应用分步挤压（step-crush）技术行双支架置入术，其中前降支药物涂层支架略突入左主干末段。术后继续给予双联抗血小板治疗，并参考血栓弹力图 ADP 抑制率 0%，给予氯吡格雷 150 mg 口服 1/d。术后随访半年余，患者生活质量恢复正常，无胸闷、胸痛症状，也没有皮肤、黏膜出血，监测外周血三系仍无明显改变。

综合分析该患者的诊治经过，对于 NSTE-ACS 合并基线血小板减少症患者的抗血小板和冠状动脉介入治疗，目前无指南可供参考，需根据患者病史、全身脏器状况以及抗血小板治疗反应等具体情况，全面评估抗血小板和冠状动脉介入治疗的获益和出血风险，给予个体化治疗，同时密切观察血小板数目和出血反应。

相关进展

血小板减少症可分为基线血小板减少症和获得性血小板减少症[1]。基线血小板减少症指基线血小板数目低于 $150 \times 10^9/L$，其中血小板（100～149）$\times 10^9/L$ 称为轻度血小板减少症，血小板低于 $100 \times 10^9/L$ 称为中重度血小板减少症。获得性血小板减少症是指住院期间较入院时血小板数目降低 50%。关于 ACS 患者基线血小板减少症的发病率鲜有报道。2011 年发表在美国心脏杂志的一篇文献报道，急性 ST 段抬高型心肌梗死患者的基线血小板减少发病率为 4.2%（$n=146$）[2]。

目前抗血小板药物仍是 ACS 治疗的基石。不管 ACS 患者是否接受冠状动脉介入治疗，阿司匹林、氯吡格雷可显著减低急性心肌梗死和死亡的风险。因此，ACC、ESC 和中华医学会心血管分会均建议 ACS 患者接受阿司匹林 + 氯吡格雷双联抗血小板药物治疗（IA）[3-6]。上述指南均基于大样本随机对照临床试验结果而制定，但这些随机临床试验的研究对象纳入标准均排除了基线血小板减少的患者；这些基线血小板正常的 ACS 患者一旦出现出血并发症而中断抗血小板治疗，支架内血栓和死亡风险将显著增加。目前指南对合并基线血小板减少症的 ACS 患者的抗血小板以及冠状动脉介入治疗治疗策略没有给予相应建议或指导。一些观察性临床研究发现，基线血小板数目是接受冠状动脉介入治疗的患者住院病死率的独立预测因素。急性 ST 段抬高型心肌梗死合并基线血小板减少症患者的 30 d MACE、非 CABG 相关大出血、心脏死亡以及 2 年 MACE、心脏死亡的风险较急性 ST 段抬高型心肌梗死伴基线血小板正常患者显著增加 [2]。

关于 ACS 合并血小板减少症患者的抗血小板和冠状动脉介入治疗，仅限于个案病例报道。2010 年德克萨斯心脏中心报道了 5 例 ACS 合并基线血小板减少症患者接受抗血小板药物和冠状动脉介入治疗，这也是目前样本量最大的个案报道 [7]。该 5 例患者基线血小板数目（17~72）×10^9/L，其中 4 例接受冠状动脉支架植入术（3 例双联抗血小板，1 例仅阿司匹林），1 例接受冠状动脉球囊扩张术（仅阿司匹林），仅一例冠状动脉支架术后双联抗血小板治疗出现黑便，其余无出血并发症。由此可见，ACS 合并基线血小板减少症的患者并非抗血小板治疗和冠状动脉介入治疗的绝对禁忌，应具体分析 ACS 患者的临床情况，特别是 ACS 危险分层以及血栓／出血风险，权衡利弊，选择最优化的治疗策略以缓解患者的心肌缺血症状，并改善生活质量，同时降低出血风险。另外，基线血小板数目减少并不意味着血小板功能的减低。随着新的可靠的血小板功能检测方法的临床应用，相信今后抗血小板治疗策略会基于血小板功能的评价，而非仅仅根据血小板数目。

（杨学东　孔维再　梁　伟）

参 考 文 献

[1] Wang TY, Ou FS, Roe MT, Harrington RA, Ohman EM, Gibler WB, Peterson ED. Incidence and prognostic significance of thrombocytopenia developed during acute coronary syndrome in contemporary clinical practice. Circulation, 2009, 119(18): 2454–2462.

[2] Hakim DA, Dangas GD, Caixeta A, Nikolsky E, Lansky AJ, Moses JW, Claessen B, Sanidas E, White HD, Ohman EM, Manoukian SV, Fahy M, Mehran R, Stone GW. Impact of baseline thrombocytopenia on the early and late outcomes after ST-elevation myocardial infarction treated with primary angioplasty: analysis from the Harmonizing Outcomes with Revascularization and Stents in Acute Myocardial Infarction (HORIZONS-AMI) trial. Am Heart J, 2011, 161(2): 391–396.

[3] 中华医学会心血管病学分会，中华心血管病杂志编辑委员会. 抗血小板治疗中国专家共识. 中华心血管病杂志，2013, 41: 183–194.

[4] 中华医学会心血管病学分会介入心脏病学组，中华心血管病杂志编辑委员会. 中国经皮冠状动脉介入治疗指南 2012(简本). 中华心血管病杂志，2012, 40(4): 271–277.

[5] Hamm CW, Bassand JP, Agewall S, Bax J, Boersma E, Bueno H, Caso P, Dudek D, Gielen S, Huber K, Ohman M, Petrie MC, Sonntag F, Uva MS, Storey RF, Wijns W, Zahger D; ESC Committee for Practice Guidelines. ESC Guidelines for the management of acute coronary syndromes in patients presenting without persistent ST-segment elevation: The Task Force for the management of acute coronary syndromes (ACS) in patients presenting without persistent ST-segment elevation of the European Society of Cardiology (ESC). Eur Heart J, 2011, 32(23): 2999–3054.

[6]　2012 Writing Committee Members, Jneid H, Anderson JL, Wright RS, Adams CD, Bridges CR, Casey DE Jr, Ettinger SM, Fesmire FM, Ganiats TG, Lincoff AM, Peterson ED, Philippides GJ, Theroux P, Wenger NK, Zidar JP, Anderson JL; American College of Cardiology Foundation; American Heart Association Task Force on Practice Guidelines. 2012 ACCF/AHA focused update of the guideline for the management of patients with unstable angina/Non-ST-elevation myocardial infarction (updating the 2007 guideline and replacing the 2011 focused update): a report of the American College of Cardiology Foundation/American Heart Association Task Force on practice guidelines. Circulation, 2012, 126(7): 875–910.

[7]　Yusuf SW, Iliescu C, Bathina JD, Daher IN, Durand JB. Antiplatelet therapy and percutaneous coronary intervention in patients with acute coronary syndrome and thrombocytopenia. Tex Heart Inst J, 2010, 37(3): 336–340.

病例 12

IABP 治疗过程中肝素反复诱导性血小板减少症

——危机与矛盾重重的急性心肌梗死、心源性休克

学习要点

肝素被广泛应用于预防血栓、栓塞，心血管及骨科外科手术、介入操作、急性冠状动脉综合征、房颤和透析等。肝素诱导性血小板减少症（HIT）是最重要和最常见的药物引起的血小板减少症，免疫机制在 HIT 的发生中发挥主要作用，HIT 常合并动脉及静脉血栓栓塞并发症，因此具有重要的临床意义。本文旨在就一例 HIT 患者深入探讨 HIT 的发生机制、诊断标准及处理原则。

病例摘要

主诉及病史："突发胸痛伴恶心、呕吐 16 h"。患者于 2011 年 8 月 14 日凌晨 3：00 无明显诱因出现胸痛，伴恶心、呕吐、大汗和四肢湿冷，无意识丧失，症状持续不缓解，间断加重。于 8：00 左右就诊于当地诊所，具体诊疗情况不详，症状无缓解。18：00 来我院急诊科，入院查体：患者目前精神状态差，一般状况差，平卧位，大便正常，小便量少，口唇明显发绀，血压 90/60 mmHg，双下肺可闻及干、湿性啰音，心率 133/min，律齐，心尖部、胸骨左缘二、三肋间可闻及收缩期 Ⅲ～Ⅳ / Ⅵ 杂音。腹部平软，无压痛反跳痛，双下肢无明显水肿，双侧足背动脉搏动减弱。心电图（图 12-1）：V_2～V_5 导联 QS 波，V_2～V_6 导联 ST 段抬高 0.2～0.5 mV；心肌损伤标志物明显升高。

诊疗经过：急性前壁 ST 段抬高型心肌梗死（Killip 3 级）诊断明确，由急诊绿色通道进入心脏介入中心导管室，首先植入 IABP，血压在多巴胺 3 μg/(min · kg) 及 IABP 辅助下维持在 (90～110)/(55～80) mmHg。冠状动脉造影结果（图 12-2 至图 12-5）：左主干发自左冠状动脉窦，前降支近段严重弥漫性钙化，第一对角支发出后完全闭塞，TIMI 0 级，远段未见侧支，第一对角支开口狭窄 90%，TIMI 3 级，回旋支和右冠状动脉未见管腔明显狭窄，于前降支植入 1 枚药物洗脱支架。术后继续 IABP 辅助，静脉泵

入肝素注射液，APTT 控制于 60~80 s。术后心电图见图 12-5。

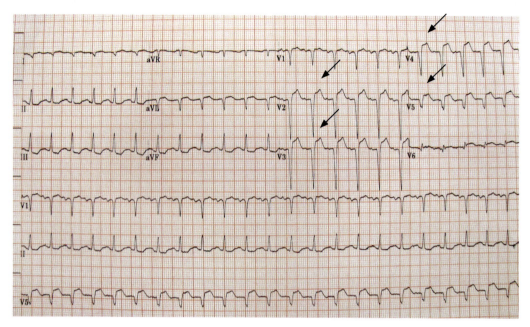

图 12-1　入院心电图

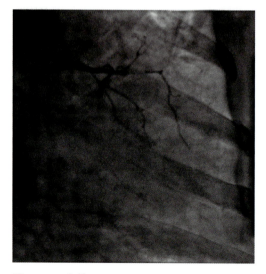

图 12-2　术前 LAD

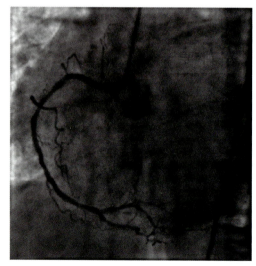

图 12-3　术前 RCA

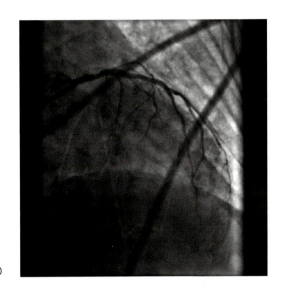

图 12-4　术后 LAD

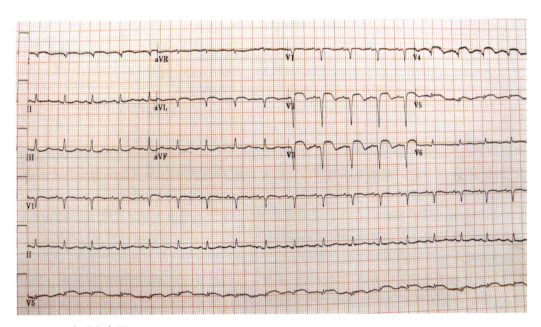

图 12-5　术后心电图

　　第一次血小板减少：患者因反复急性左侧心力衰竭、急性肺水肿发作，于 8 月 16 日行气管插管术及呼吸机辅助呼吸，血小板下降至 $107×10^9$/L，停用替罗非班，加用硫酸氢氯吡格雷。8 月 18 日血小板下降至 $64×10^9$/L（入院时血小板 $211×10^9$/L），8 月 22 日血小板进一步下降至 $56×10^9$/L（图 12-6），停用普通肝素，予磺达甘癸钠抗凝治疗。此后经药物强化治疗病情好转，白细胞由 $16×10^9$/L 下降至 $7.92×10^9$/L，中性粒细胞由 90% 下降至 73%，BNP 由 20 000 ng/ml 下降至 9230 ng/ml。肺部感染控制，心功能好转，同时 IABP 辅助治疗带来贫血及肝素诱导性血小板减少，考虑为 IABP 拔除时机（家压状态无法脱离 IABP 辅助，而 IABP 加重贫血，贫血进一步加重心肌缺血及心功能不全，病情恢复困难；④该患者心肌钝抑严重，1个月内恢复有限，依赖呼吸机及 IABP 辅助，长期卧床，肺部感染迁延并恶化不可逆转，出现感染加重、贫血、血小板减少等并发症，均与心源性休克、重要脏器低灌注、呼吸机及 IABP 辅助有关。

HIT 的发生机制：根据临床上应用肝素治疗后所诱发的血小板减少症的病程过程，可以分为两型。Ⅰ型为暂时性血小板减少（非免疫相关）在肝素治疗开始后 2d 内出现，但血小板一般不低于 $50 \times 10^9/L$，继续使用肝素，血小板可恢复正常。可能与肝素导致血小板发生暂时性的聚集和血小板黏附性升高，血小板在血管内被阻留有关。Ⅱ型为持久性血小板减少（免疫相关）较前者少见，一般发生于肝素治疗 5～10d，若患者既往接受过肝素治疗，则可能立即发生。血小板计数可低于 $50 \times 10^9/L$，停用肝素 2～3d 血小板计数开始上升，4～10d 可恢复正常。该型 HIT 可伴有血栓形成和弥散性血管内凝血（机制见图 12-7），而其他药物所致的血小板减少症一般没有血栓并发症，可以作为鉴别。

HIT 的诊断与处理：肝素诱导的血小板减少症主要是临床诊断，不应该等到客观证据确认再停止肝素使用，其诊断标准如下：①肝素使用前血小板计数正常；②肝素使用后血小板计数下降 30% 至 $100 \times 10^9/L$ 以下；③通常所指的 HIT 为Ⅱ型 HIT，常发生于肝素使用后的 5～10d，如 100d 内使用过肝素则发生的更早；④急性血栓事件；⑤排除其他血小板减少的原因；⑥停用肝素，血小板计数可恢复正常；⑦ HIT 抗体检测。$Fc\gamma R Ⅱa$ 分子氨基酸链第 131 位点的 His/Arg 多态性能影响其与 IgG 结合的能力，从而可以作为一个预测因素来预测肝素诱导性血小板减少症的个体危险性。对于临床高度怀疑的肝素诱导的血小板减少症患者，应立即停用肝素，抽血检测抗体；启用替代抗凝药物，目前替代抗凝药物使用时间尚无定论，建议至少使用 2～3 个月以避免血栓事件；严密监测血栓事件；监测血小板计数；在血小板计数恢复正常之前避免使用华法林；若发生严重的血小板减少伴随血栓形成，可进行血浆置换，血小板输注无效，甚至可能加重血栓形成，引起类似血栓性血小板减少性紫癜的症状。

HIT 中肝素的替代治疗：肝素所致的血小板减少的程度与肝素的剂量、注射的途径和既往有无肝素接触史等并无明确的关系，但是，与肝素制剂的来源有关。各种剂型的肝素均可诱发血小板减少症，实验研究表明高分子量的肝素更易于与血小板相互作用，导致血小板减少症，这与临床实践中所观察到的低分子量肝素伴血小板减少症发生率较低的结果一致。但是低分子肝素不应该作为替代治疗，因为大多数引起 HIT 的抗体与低分子肝素存在交叉反应。而且，由于蛋白 C 的消耗，使用华法林可能引起皮肤坏死。在这种情况下常用药物是注射用血栓素抑制剂，如阿加曲班、来比芦定、比伐芦定或 Xa 因子抑制剂，如磺达甘癸钠、达肝素钠。

该患者入院时血小板 $211 \times 10^9/L$，第一次血小板明显减少出现于急诊 PCI 术后约 30h，血小板下降至 $109 \times 10^9/L$（下降约 50%），当时不排除替罗非班诱导性血小板减少可能，且 IABP 辅助，需持续抗凝治疗，遂停用替罗非班，继续静脉泵入普通肝素，血小板计数仍呈下降趋势，但不低于 $50 \times 10^9/L$，考虑肝素诱导性血小板减少症，停用普通肝素，予磺达甘癸钠抗凝治疗治疗 2d 内血小板计数逐渐恢复正常，未见血栓或栓塞事件。目前我院尚无法检测肝素抗体，根据临床特点：①使用肝素后血小板计数立即下降；

②血小板计数不低于 $50 \times 10^9/L$；③停用普通肝素立即好转，考虑为 I 型 HIT 可能性大。故在第二次 IABP 植入后再次使用普通肝素抗凝治疗。但再次使用普通肝素后血小板立即开始呈下降趋势，4 d 仍未见好转趋势，再次停用普通肝素。尽管在 HIT 的患者中可使用阿加曲班、比伐芦定或 Xa 因子抑制剂替代肝素，但用阿加曲班替代普通肝素或低分子肝素是应用较多且有效的策略。因此我们在用磺达甘癸钠替代治疗 1 d 后改用阿加曲班抗凝治疗，血小板计数逐渐恢复正常，且未出现血栓或栓塞事件。该患者最终因心源性休克、感染导致多脏器功能不全救治无效死亡，但两次血小板减少分别以磺达甘癸钠和阿加曲班替代治疗成功，为我中心治疗 HIT、避免血栓、栓塞事件积累宝贵经验，同时提示外周检测肝素抗体在 HIT 诊断中具有重要意义。所有医生在使用肝素时必须警惕致命性的 HIT，并注意总结其相关临床表现及处理策略。

（陈　杰　彭　亮　梁建成　刘丽凤）

参 考 文 献

[1] Barbara M. Alving. How I treat heparin-induced thrombocytopenia and thrombosis. Blood, 2003, 101: 31–37.

[2] Jang IK, Hursting MJ. When heparins promote thrombosis: review of heparininduced thrombocytopenia. Circulation, 2005, 111: 2671–2683.

[3] Bonow RO, Mann DL, Zipes DP, Libby P. Braunwald's Heart Disease E-Book: A Textbook of Cardiovascular Medicine. Philadelphia, PA: Elsevier Health Sciences, 2011, 1859–1860.

[4] Keeling D, Davidson S, Watson H. Guideline: the management of heparininduced thrombocytopenia. Br J Haematol, 2006, 133: 259–269.

[5] Ahmed I, Majeed A, Powell R. Heparin induced thrombocytopenia: diagnosis and management update. Postgrad Med J, 2007, 83: 575–582.

[6] Ahmad Mirdamadi. Dabigatran, a direct thrombin inhibitor, can be a life-saving treatment in heparin-induced thrombocytopenia. ARYA Atheroscler, 2013, 9:112–114.

[7] Bradner J, Hallisey RK, Kuter DJ. Fondaparinux in the treatment of heparininduced thrombocytopenia. Blood, 2004, 104: 492–498

[8] Meddahi S, Samama MM. Direct inhibitors of thrombin, hirudin, bivalirudin, and dabigatran etexilate. J Mal Vasc, 2011, 36: 24–32.

病例 **13**

疑似肝小静脉闭塞症

学习要点

　　水肿在心内科疾病中以充血性心力衰竭最为常见。但是，有心脏功能损伤的患者可能还伴发有其他疾病导致患者出现水肿现象，而非心源性水肿。

病例摘要

　　1．**现病史**　患者，男性，67 岁。主因"心肌梗死 11 年，下肢肿 3 年，加重伴腹胀 3 月"于 2012 年 11 月 6 日入院。2001 年 7 月，患者因发作性胸痛在当地医院诊断急性心肌梗死，经药物治疗稳定 3 个月后于北京阜外心血管病医院行冠状动脉搭桥治疗。术后坚持药物，未再有发作性胸痛等症状。2009 年 6 月，无诱因双下肢水肿，晨轻暮重，诊断充血性心力衰竭，间断服用利尿药治疗，水肿时轻时重。平素一般状况好，一般体力活动无不适。未进一步检查。2012 年 6 月，渐感腹胀，无恶心、呕吐等。下肢水肿加重，蔓延至会阴部，伴明显阴囊水肿。曾在北京协和医院就诊，诊断大量腹腔积液。多次腹腔穿刺抽液检查提示漏出液，经超声、胃肠镜及化验检查，未见腹部肿瘤、结核等征象。强化利尿治疗，仅能短暂减轻水肿症状，下肢水肿和腹胀感总体呈逐渐加重趋势。

　　2．**既往史**　2002 年因肢体运动障碍在当地医院诊断脑梗死，经药物治疗，恢复良好。基本无后遗症。2004 年查体发现血小板增高（最高达 $700 \times 10^9/L$），诊断原发性血小板增多症。曾间断用羟基脲治疗，有效。因对血象影响大，未坚持。近 2 年以中药治疗（青黄胶囊：青黛、雄黄、天葵子、黄芪、太子参、地黄、鳖甲、土鳖虫、三七、人工牛黄等），血小板控制良好，多次复查在（300~350）$\times 10^9/L$。未再发现血栓性疾病。2012 年 9 月，因下肢水肿和大量腹腔积液行胃镜和肠镜检查，诊断慢性浅表性胃炎、胃窦糜烂、十二指肠壶腹部后溃疡等，曾化验便常规提示隐血阳性。

　　3．**体格检查**　体温 36.2℃，脉搏 80/min，呼吸 18/min，血压 115/66 mmHg，身高 167 cm，体重 70 kg，BMI 25.1。自主体位，慢性病容，颈静脉无怒张。胸无畸形，心界略向左扩大，心律齐，心脏听诊在心尖区可闻及 2/6 级收缩期杂音，余部未闻杂音。

双肺呼吸音清,无啰音。腹部膨隆,腹水征阳性,肝肋下 3~4 指,脾未触及,脐以下腹壁、阴囊阴茎、双下肢水肿。皮肤无破溃。

4.入院诊断 ①冠心病,陈旧性心肌梗死,冠状动脉搭桥术后,慢性心力衰竭,腹腔积液。②慢性浅表性胃炎、胃窦糜烂、十二指肠壶腹后溃疡;③原发性血小板增多症。

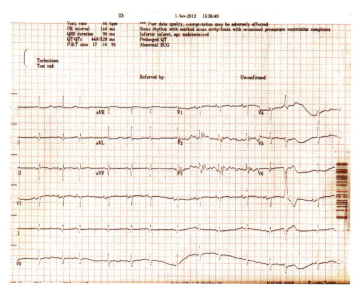

图 13-1 入院前心电图提示陈旧性下壁心肌梗死,偶发室性期前收缩

患者入院后,即以冠心病、心功能不全进行治疗。针对下肢水肿、心力衰竭、D-二聚体进行性明显增高等,予低分子量肝素抗凝治疗。

为查明腹水原因,首先进行了心脏功能和静脉系统血栓方面的检查。心脏超声提示左心室节段性运动障碍,符合陈旧性心肌梗死诊断;左心室轻度扩大,射血分数 48%,舒张功能略减退,二尖瓣、三尖瓣少量反流,肺动脉压轻度增高;未见心包积液。肺动脉 CT 成像提示肺动脉略增宽,无血栓影像。另外重要的一点是,患者虽有大量腹腔积液,却无胸腔积液,这与普通心力衰竭导致的多浆膜腔积液有明显不同。大静脉超声检查也除外了静脉血栓栓塞因素(下腔静脉、髂静脉、股静脉等)。但凝血功能检查提示 D-二聚体水平明显增高,达到近 19.6 μmol/L 的水平。静脉系统有血栓吗? 在哪里?

随后完成了冠状动脉造影和静脉系统的血流动力学检查。冠状动脉造影提示:冠状动脉血管多支重度狭窄,但静脉桥、动脉桥血管通畅。左室射血分数在 45% 左右,与经胸心脏超声检查结果接近。右心系统的血流动力学检查除外了肺动脉高压(肺动脉平均压不足 20 mmHg)。

在肺动脉-下腔静脉系统连续测压过程中,当导管尖端处于肝后腹腔静脉水平时,发现一个增幅约 14 mmHg 的压力陡然升高区。血管超声检查提示肝后区下腔静脉受压变形(0.3×1.5 cm),血流增速。压迫下腔静脉的是肝脏组织。血管外科会诊意见认为:下腔静脉如此改变尚无明确的血流动力学意义。不是造成大量腹腔积液的直接原因。肝脏组织肿大,是布加综合征吗?

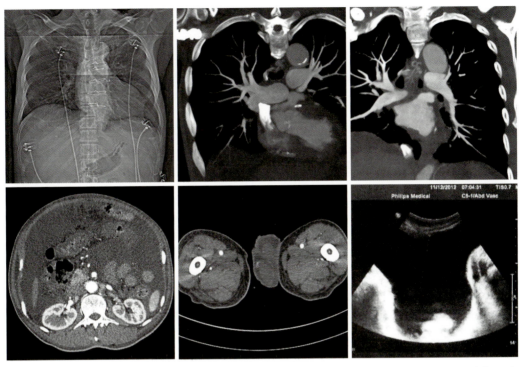

图 13-2　胸片、肺动脉 CT 成像、心脏超声等检查均未发现胸腔积液。腹部 CT 和超声检查提示大量腹腔积液，伴有阴囊高度水肿

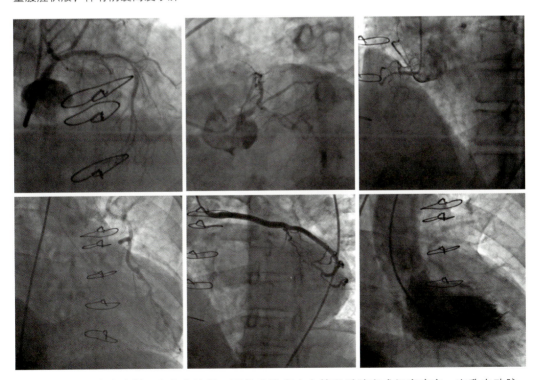

图 13-3　冠状动脉造影、左心室造影：冠状动脉多支血管严重狭窄或闭塞病变；左乳内动脉 - 前降支桥血管通畅；主动脉 - 左回旋支静脉桥血管通畅。左心室造影：左心室收缩功能受损，EF=45%

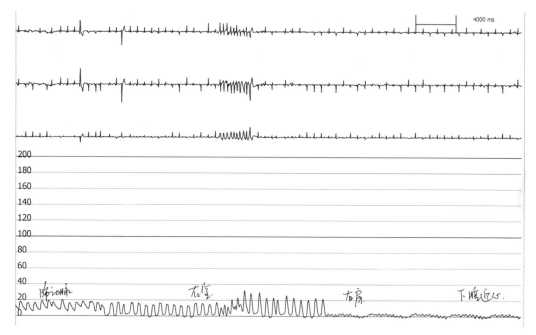

图 13-4　右心系统压力曲线

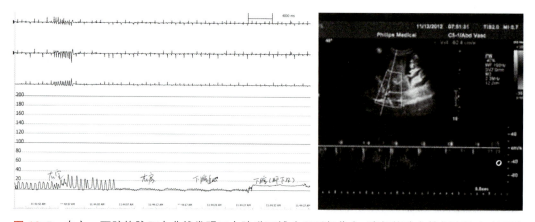

图 13-5　右心、下腔静脉压力曲线发现压力陡升区域（肝后部位）；腹部静脉血管超声检查（下腔静脉局部受压变形）

　　2012 年 7 月，患者曾在北京协和医院行腹部 CT 检查，发现门脉系统增宽，怀疑为布加综合征。但血管超声检查未发现肝静脉或下腔静脉明显受压、缩窄或血栓的证据，未明确诊断。患者本次入院后，经过低分子量肝素抗凝和利尿等治疗，下肢水肿和腹腔积液呈减轻的趋势。

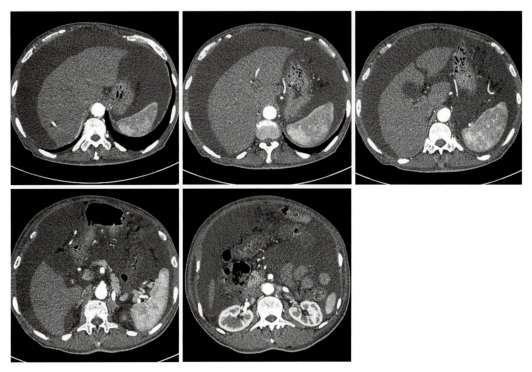

图 13-6　肝脏增强 CT 检查提示：肝脏显影无特殊发现；脾脏呈"地图样改变"；下腔静脉在肝后区域受压变形；血管超声检查与 CT 相符；肝静脉、肝门静脉基本正常

　　经强化抗凝治疗（低分子量肝素 2 周、随后口服华法林，约 2 周）后，随着 D- 二聚体的明显下降，患者下肢水肿几近消失，腹腔积液明显减轻。腹部超声检查提示：肝脏形态正常，肝静脉及下腔静脉无明显梗阻；脾稍大；腹水较入院时减少。出院后维持华法林抗凝治疗 1 个月后复查，下肢水肿消失，腹胀感消失，腹部超声检查仅在盆腔发现有少量积液。患者生活、活动基本如常人。出院前曾再复查肝脏增强 CT 检查，未发现门脉或下腔静脉明显缩窄征象。超声检查也未发现门脉和肝静脉异常。提示抗凝治疗后门脉系统恢复到接近正常。

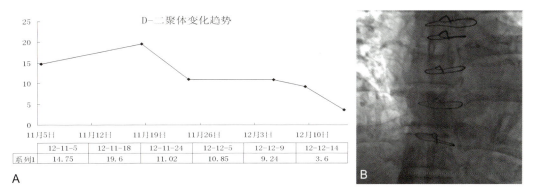

图 13-7　A. 血浆 D- 二聚体变化趋势；B. 下腔静脉造影检查正常

这些现象提示：下肢水肿、大量腹腔积液的病因源于肝脏门脉系统和下腔静脉血液的回流障碍；其原因可能是这些静脉系统的血栓。因多次下腔静脉血管超声、下腔静脉造影、肝静脉和肝门静脉超声检查均未发现血栓，因此不能除外肝小静脉血栓。其诱因可能与原发性血小板增多症有关。

专家点评

原发性血小板增多症（Essential thrombocythemia）是骨髓增殖性肿瘤的一种，是与基因突变相关的干细胞衍生的单克隆性骨髓增生。主要表现为血栓形成和出血。血栓的形成与血小板数量和功能改变相关。年龄是血栓形成的易患因素之一。高龄患者血流慢、黏度增加、动脉硬化、血管内皮细胞受损严重，同时糖尿病、高血压等易栓性疾病发病率高，易致血栓形成。血栓的发生部位可在肝脏的门脉系统、大脑静脉窦或动脉系统。多数病人因相应器官功能障碍就诊，易于误诊。

本例患者既往有冠心病，陈旧性心肌梗死，慢性充血性心力衰竭。但近期发生的水肿与心衰相关水肿有明显的区别：右室、右房压力不高，以腹腔积液和下肢水肿为主要表现；强心利尿治疗效果差，抗凝治疗效果好。但无论是超声还是CT成像检查，在大血管中均未发现血栓证据。病程中肝脏门脉的一过性增宽、肝脾大提示静脉血栓发生的部位很可能在肝小静脉。

本例患者的发病特点与肝小静脉闭塞症又有着明显的区别。肝小静脉闭塞症，是指肝小叶中央静脉和小叶下静脉损伤导致管腔狭窄或闭塞而产生的肝内窦后性门静脉高压症。该病是临床上一种罕见病，病因复杂，临床表现特异性不高，临床诊断较为困难，病死率较高。病因较为复杂，目前公认有两大类：一是含有吡咯双烷生物碱植物或被其污染的谷类；二是抗癌的化疗药物和免疫抑制剂的应用。在西方国家，抗癌化疗药物的使用，尤其是造血干细胞移植后应用细胞毒或免疫抑制剂如环磷酰胺等是肝小静脉闭塞症的主要病因，发生率约20%。国内报道的患者大多有野百合碱、猪屎豆、"土三七"等含有吡咯双烷生物碱的草药使用史。急性期多有明显肝功能异常，肝体积增大，黄疸和脾大较少见。慢性期肝进一步硬化，脾肿大日渐明显，腹水相对稳定，但始终难以消退。体重增加、痛性肝肿大以及黄疸被认为是该期肝小静脉闭塞症的典型三联征。

本例患者除明显的水肿和腹腔积液外，没有肝功能障碍和黄疸发生（图13-8，肝功能始终在正常范围）。其区别在于发生机制不同。本例患者以原发性血小板增多症相关的肝内静脉血栓为主，不涉及细胞毒性的药物对肝小静脉的损伤。所以，单纯的抗凝治疗会取得比较理想的临床效果。当然，随着原发性血小板增多症病程的进展，发生其他病理改变就是另外的问题了。

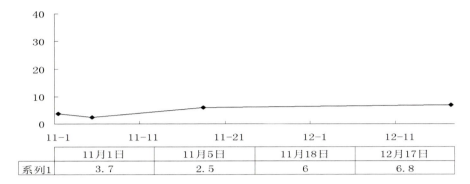

	11月1日	11月5日	11月18日	12月17日
系列1	3.7	2.5	6	6.8

图 13-8　肝功能变化趋势

（薛　桥　梁　伟　汤　喆）

参 考 文 献

[1] Tefferi A. Polycythemia vera and essential thrombocythemia: 2012 update on diagnosis, risk stratification, and management. Am J Hematol, 2012, 87(3): 285–293.

[2] Philip A. Beer, Anthony R. Green. Pathogenesis and management of essential Thrombocythemia. Hematology Am Soc Hematol Educ Program, 2009: 621–628.

[3] Bane A. Hepatic veno-occlusive disease. Ethiop Med J, 2008, 46(1): 105–108.

[4] 李亮平. 肝小静脉闭塞病 CT 表现及分析. 医学影像，2012(50): 92–93.

[5] 张冬霞，云雁，韩轩茂. 原发性血小板增多症治疗研究进展. 血栓与止血学，2011(17): 133–134.

[6] Butler J. An overview of chronic heart failure management. Nurs Times, 2012, 108: 16–20.

病例 14

罕见的嗜铬细胞瘤危象

——青年女性离奇的头痛死亡

学习要点

嗜铬细胞瘤在高血压患者中患病率为 0.05%~0.2%，发病高峰为 20-50 岁。嗜铬细胞瘤位于肾上腺者占 80%~90%，且多为一侧性；肾上腺外的瘤体主要位于腹膜外、腹主动脉旁。嗜铬细胞瘤多为良性，恶性者占 10% [1]。与大部分肿瘤一样，散发型嗜铬细胞瘤的病因仍不清楚，部分嗜铬细胞瘤与遗传因素有关 [2]。本病的临床表现个体差异很大，临床症状与体征与儿茶酚胺分泌过量有关，表现为高血压、头痛、心悸、高代谢、多汗。部分患者会发生嗜铬细胞瘤危象，也称为儿茶酚胺危象，是指体内嗜铬细胞瘤突然释放大量儿茶酚胺入血，造成儿茶酚胺血症；或儿茶酚胺分泌突然减少、停止，由此而产生的以心血管症状为主的一系列临床表现，如高血压危象、高血压与严重低血压交替发作、儿茶酚胺性心脏急症、抽搐、昏迷、高热等，预后较差，因此在临床上应注意此罕见病的诊断，避免漏诊。但如能及时、早期获得诊断和治疗，是一种可治愈的继发性高血压病。

病例摘要

患者，女性，30 岁，主因"发作性头痛 2 月，加重半月，心肺复苏术后 3 d"，于 2013 年 8 月 31 日入我科，2013 年 9 月 1 日 12：45 死亡，共住院 18 h。患者近 2 月间断出现头晕、头痛，程度尚可忍耐，生气、劳累或睡眠差后加重，偶伴有胸闷、心悸、乏力。2013 年 8 月 13 日患者无明显诱因突然再次出现头痛，程度较前加重，于我院急诊神经内科就诊，头颅 CT 平扫未见明显异常，给予对症治疗，血压情况不详。2013 年 8 月 28 日 2：00 再次发作头痛，伴恶心，并多次呕吐胃内容物，就诊于我院急诊神经内科，再次行头颅 CT 检查未见明显异常，给予对症处理后回家。8 月 28 日上午再次因呕吐来我院，给予对症处理，期间患者突然出现面色苍白，血压测不到，入急诊科抢救间给予补液、升压等对症治疗，血压有所恢复，但意识模糊。在抢救间治疗期间再次出现心率下降、血压测不到、意识丧失，给予胸外按压、气管插管、呼吸机辅助呼吸及肾上腺素、去甲肾上腺素等药物治疗，心率、血压恢复，血气分析提示乳酸性酸中毒，并给予持续床旁血滤等治疗，酸中毒、电解质紊乱好转。2013 年 8 月 28 日急诊心脏超声提示"左房前后径 26 mm，左室舒张末内径 45 mm，LVEF 25%"。血常规 Hb 148 g/L（137～179 g/L），WBC 20.27×10^9/L [（3.5～10）×10^9/L]，PLT 440×10^9/L [（100～300）×10^9/L]，降钙素原 0.58 ng/ml（<0.5 ng/ml），真菌 D- 葡聚糖检测阴性。监测心肌酶学指标及心肌损伤标记物最高值分别为肌酸激酶 479.8 U/l（2～200 U/L），肌酸激酶同工酶 33.64 ng/ml（0～6.5 ng/ml），肌钙蛋白 T 1.77 ng/ml（0～0.1 ng/ml）。脑利钠肽前体最高为 11 142 pg/ml（0～150 pg/ml）。2013 年 8 月 29 日胸片提示双肺肺炎；2013 年 8 月 30 日复查心脏超声："左房前后径 30 mm，左室舒张末内径 42 mm，LVEF 63%。"经全院联合会诊，初步诊断为"急性爆发性心肌炎，乳酸性酸中毒，心肺复苏术后，感染性休克"，为进一步治疗收入我科监护室继续救治。入院查体：深度昏迷，呼吸机辅助呼吸，留置导尿。体温 37.5℃，呼吸 22/min，脉搏 142/min，血压 120/82 mmHg（垂体后叶素持续静脉滴注中）。双侧瞳孔等大等圆，直径 6 mm，对光反射消失。双肺呼吸音粗，未闻及干湿性啰音及胸膜摩擦音。心率 142/min，律齐，各瓣膜听诊区未闻及杂音。腹部平软，全腹未触及包块，肝脾肋下未触及，移动性浊音（-），双足轻度水肿，双侧足背动脉搏动可。神经系统查体：四肢痛刺激、压眶均无反应，双侧病理征（-）。入科诊断：1. 缺血缺氧性脑病、深度昏迷；2. 头痛、呕吐原因待查；3. 休克原因待查（感染性休克？心源性休克？）4. 呼吸衰竭；5. 心肺复苏术后、气管插管术后；6. 心功能不全？应激性心肌病？急性重症心肌炎？7. 双肺感染；8. 乳酸性酸中毒；9. 高钠血症；10. 低蛋白血症；11. 肝功能异常。入院后继续给予维持心率、血压、补液、对症支持治疗。考虑患者处于深度昏迷状态，乳酸性酸中毒、多尿，病情危重、复杂，诊断尚不明确，立即组织神经内科、呼吸科、肾病科、消化科联合会诊。考虑患者目前酸中毒情况已纠正，暂停持续血滤治疗，根据血气分析结果调整呼吸机参数；保持出入量平衡、维持电解质稳定；动态观察尿量、肾功能、血气分析，并给予美罗培南抗感染治疗，复查血常规、C 反应蛋白、降钙素原、G 试验、痰涂片＋培养等。目前考虑存在缺血缺氧性脑病，给予营养脑细胞药物治疗。给予禁食、静脉输入营养、保肝、抑酸、维持肠道菌群等药物治疗，观察淀粉酶变化趋势，腹部超声提示：胰尾、肾门处肿物，考虑病情稳定后再完善进一步检查。入我科后血压升高至（151～169）/（94～113）mmHg，心率由 142/min 升高至 165/min，遂停用垂体后叶素，血压未见明显回落，心率仍持续加快，继续给予控制血压、改善微循环及控制心率治疗。监测血气分析提示：PCO$_2$ 24 mmHg，PO$_2$ 93 mmHg，Na$^+$ 131 mmol/l，K$^+$ 4.1 mmol/l，Lac 9 mmol/l，给予碳酸氢钠 250 ml 静脉滴注，同时给予补液、控制血糖，并适当调整呼吸机参数。患者体温逐渐升高至 41.1℃，给予物理降温、新癀片、吲哚美辛对症处理。9 月 1 日 02:00 再次向家属询问患者近期有无感染病史，家属否认。患者病情危重，仍处于深度昏迷状态，血象、体温异常升高，考虑感染情况严重，并再次出现血压下降至 96/50 mmHg，给予补液、去甲肾上腺素维持血压。患者于 2013 年 9 月 1 日上午病情进一步加重，瞳孔散大固定，直径 7 mm，对光反射消失，无自主呼吸，血压不稳定，持续去甲肾上腺素静脉泵入，给予快速补充晶体及胶体液。患者病情进行性恶化。积极抢救 1 h 无效，于 2013 年 9 月 1 日上午 11:45 死亡。

尸检讨论：患者于死亡后第 3 天在北京市尸检中心行全身尸检，患者为青年女性，发育正常，体形偏瘦，双侧胸腔内可见淡红色液体，左侧约 50 ml，右侧约 100 ml，双侧胸膜未见明显黏连，心包及双肺位置正常，腹腔可见少量淡红色液体，胃肠道未见明显胀气，硬脑膜、软脑膜未见出血。双侧大脑半球对称，脑表面血管明显扩张充盈。脑回无扁平或变窄，脑沟未见明显异常，未见脑疝。心血管系统心外膜与心包无黏连，表面可见多处片状及点灶状出血。冠状动脉走行正常。心腔内少量凝血，心肌暗红色，纹理尚清楚，质地中等，心内膜下及肌壁内可见弥漫分布暗红色出血点。心内膜光滑。腱索、肉柱及乳头肌未见著变，各瓣膜菲薄，未见赘生物及缺损，冠状动脉未见著变。呼吸系统气管黏膜未见充血水肿。双肺动脉通畅。左侧肾上腺肉眼可见一直径为 3.5 cm 的囊性肿物，镜下皮质大致正常，髓质出血坏死囊性变，囊壁残留肿瘤细胞。经常规形态及免疫组化证实，符合嗜铬细胞瘤继发出血坏死囊性变。嗜铬细胞瘤起源于肾上腺髓质，因持续或间断地释放大量的儿茶酚胺，引起持续性或阵发性高血压和多器官功能及代谢紊乱，可危及生命。患者在 2 个月前开始出现的头晕、头痛可能是肿瘤阵发性释放大量儿茶酚胺所致。3 日前突然出现的休克可能为肿瘤发生出血坏死囊性变、儿茶酚胺释放锐减乃至骤停引发全身循环衰竭所致。患者的心脏病变符合儿茶酚胺心肌病改变。儿茶酚胺不但可以诱发持续性或阵发性高血压导致心肌肥厚，同时可使心肌缺血发生心肌变性和灶状坏死，出现慢性心力衰竭。肿瘤坏死囊性变后激素水平骤降，诱发了急性心力衰竭和休克，是患者的直接死因。患者双肺病变支持急性左侧心力衰竭，肝脏病变支持慢性右侧心力衰竭。患者脑组织病变可能与儿茶酚胺使得脑血管收缩、脑血供减少，继而出现脑缺血缺氧有关。患者临终前高热可能与肿瘤坏死吸收反应和释放的异常内分泌物质有关，尸检样本中未见明确感染证据。肝、脾、肾、胃肠道等多器官淤血和胸腹腔少量积液是循环呼吸衰竭后的临终表现。

病理诊断：左侧肾上腺嗜铬细胞瘤伴出血坏死囊性变（最大径约 3.5 cm）；儿茶酚胺性心肌病伴急、慢性心力衰竭：心脏肥大伴灶状心肌细胞变性坏死，心内膜及心瓣膜水肿、变性和弹力纤维增生。急性肺淤血、肺水肿及肺出血。肝淤血、水肿及脂肪变性；急性缺血性脑病，脑水肿伴局灶液化性坏死；胆囊腺瘤；多器官（心脏、肺、肾、肝、脾等）出血、淤血伴胸、腹腔少量积液。

结论：患者因左侧肾上腺嗜铬细胞瘤继发出血坏死囊性变，因急性左侧心力衰竭，导致循环、呼吸衰竭死亡。

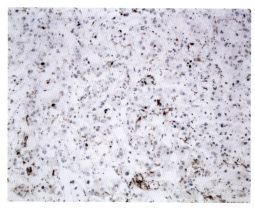

图 14-5　肿瘤组织内可见散在 S-100 阳性细胞。间质血窦丰富（免疫组化，S-100，200×）

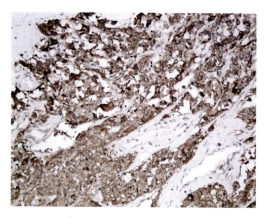

图 14-6　肿瘤细胞 CgA 弥漫阳性（免疫组化，CgA，200×）

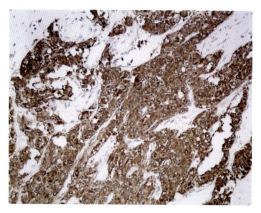

图 14-7　肿瘤细胞 Syn 弥漫阳性（免疫组化，Syn，200×）

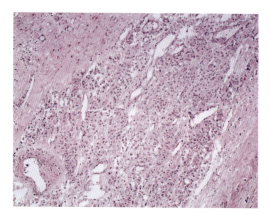

图 14-8　左侧肾上腺纤维囊壁内可见散在呈巢或梁状排列的肿瘤细胞，胞浆略嗜碱性（HE，100×）

专家点评

　　患者因"发作性头痛 2 月，加重半月，心肺复苏术后 3 d"入院。该患者间断发作性头痛 2 个月，近半月曾 2 次就诊于急诊神经内科，2 次查头颅 CT 均未见明显异常。2013 年 8 月 28 日头痛、呕吐后病情突然恶化，出现血压测不出、意识丧失，于急诊科抢救间给予心肺复苏、气管插管及呼吸机辅助呼吸。患者病情复杂、危重，诊断不明确，以急剧发生的循环衰竭为首要表现。回顾病史：①青年女性。②既往身体健康。③病程短。④病情进行性加重。⑤入我科前主要表现为头晕、恶心、呕吐等神经系统及消化系统症状。⑥病情加重后再表现为低血压等循环系统症状。关于低血压休克的常见原因，由于可参考的临床和病史资料有限，只能做如下分析：①失血性休克，目前病史及血常规等化验均提示没有失血表现，可基本排除。②心源性休克：患者为年轻女性，既往体健，否认心脏病病史，亦无心脏病家族史；2 年前患者育有 1 子，可佐证患者既往心脏功能正常；

胸部 X 线片示心胸比例＜ 40%，急诊科 2013 年 8 月 28 日超声心动图提示 LVEF 25%，但 2013 年 8 月 30 日超声心动图提示 LVEF 63%，心脏结构、功能未见明显异常，2 d 内心脏功能恢复正常，提示心脏储备功能好，结构无明显异常，不支持急性重症心肌炎、应激性心肌病等危重心脏病等诊断。根据患者急诊科心电图，未见明显心肌缺血、心律失常等表现，故不支持急性心肌梗死或恶性心律失常导致心源性休克。患者发病期间无胸痛表现，无严重心律失常、心脏扩大等证据。心源性休克证据不足。③感染性休克：患者无发热病史，血常规显示白细胞异常升高，但降钙素原 0.58 ng/ml（＜0.5 ng/ml）大致正常，也不完全支持严重感染。④过敏性休克：未发现明显过敏原及病史，暂无证据支持该诊断。⑤低血容量休克：患者发病过程中多次呕吐，纳差，不能除外患者合并低血容量表现。但导致低血容量的病因不能确定。入我科后为深度昏迷状态，考虑缺血缺氧性脑病；但导致患者病情变化的原因不清。在患者的整个病程中，每次就诊时的血压资料不详，入院后床旁腹部超声提示在左肾门处可见一大小约 4.4×3.4 cm 的低回声结节，形态规则，与左肾分界不清，内回声不均，可见不规则液性暗区，内未见血流信号，考虑来源于肾脏可能性大。但因患者入我科时生命体征极不稳定，无法完成腹部 CT 检查，故未能在患者生前明确诊断，最终经尸检明确了诊断，这是一个珍贵的经病理诊断明确患者最终诊断的病历资料，也提醒临床医师在临床上应注意及时调整诊断治疗思路，针对头痛恶心患者，不要仅满足于颅脑 CT 检查未见异常，还应注意头颅以外的疾病导致的头痛症状，注意生命体征的监测，注意鉴别诊断，对于血压波动较大的患者应想到嗜铬细胞瘤的可能，及时完成动态血压、腹部超声等检查，避免漏诊及误诊。

相关进展

嗜铬细胞瘤危象根据临床表现共分为五种，包括高血压危象、高血压与低血压快速交替型危象、心脏危象、高血压 - 心脏危象、低血压危象。临床症状与体征与儿茶酚胺分泌过量有关，即所谓的"6H 表现"[3]：高血压（hypertension）、头痛（headache）、心悸(heart consciousness)、高代谢状态(hyper metabolism)、高血糖(hyperglycemia)、多汗（hyperhidrosis）。高血压为本症的主要和特征性表现，可呈间歇性或持续性发作。典型的阵发性发作常表现为血压突然升高，可达 (200～300)/(130～180) mmHg，50%～60% 的患者为持续性高血压，其中有半数患者呈阵发性加重，40%～50% 的患者为阵发性高血压。患者常伴剧烈头痛，全身大汗淋漓、心悸、心动过速、心律失常，心前区和上腹部紧迫感、疼痛感、焦虑、恐惧或有濒死感、皮肤苍白、恶心、呕吐、腹痛或胸痛、视物模糊、复视，严重者可致急性左侧心力衰竭或心脑血管意外。也可发生低血压或直立性低血压，甚至休克或高血压和低血压交替出现[4]。发生低血压乃至休克的主要原因考虑与儿茶酚胺突然大量分泌又突然终止有关，如肿瘤出血、坏死，停止释放儿茶酚胺，大量的儿茶酚胺可引起严重心律失常或心力衰竭，肾上腺素分泌增多，兴奋受体，促使外周的血管扩张，大量儿茶酚胺使血管强烈收缩，血管通透性增加，血容量减少，此外，肾上腺髓质素还是一种降血压的神经肽。大量儿茶酚胺可致儿茶酚胺性心脏病，可出现各种类型的心律失常，如期前收缩、阵发性心动过速、心室颤动。部分病例可致心肌退行性变、坏死、炎性改变等心肌损害，而发生心力衰竭。长期、持续的高血压可致左心室肥厚、心脏扩大和心力衰竭。表现为高血压、头痛、心悸、高代谢、多汗。有的患者表现为突发恶性高血压、心力衰竭或脑出血，部分患者可因长期高血压致严重的心、脑、肾损害或因突发严重高血压而导致危象，危及生命。高浓度的肾上腺素作用于中枢神经系统，尤其是交感神经系统而使耗氧量增加，基础代谢率增高可致发热、消瘦。肝糖原分解加速及胰岛素分泌受抑制而使糖耐量减退，肝糖异生增加。少数可出现低钾血症，也可因肿瘤分泌甲状旁腺激素相关肽而致高钙血症。过多的儿茶酚胺使肠蠕动及张力减弱，故可致便秘、肠扩张、胃肠壁内血管发生增殖性或闭塞性动脉内膜炎，致肠坏死、出血或穿孔；胆囊收缩减弱，Oddi 括约肌张力增强，可致胆汁潴留、胆结石。病情严重而病程长者可致肾衰竭。膀胱内副神经节瘤患者排尿时，可诱发血压升高。在大量肾上腺素作用下血细胞发生重新分布，使外周血中白细胞计数增多，有时红细胞也可增多。此外，本病可为 II 型多发性内分泌腺瘤综合征（MEN）的一部分，可伴发甲状腺髓样癌、甲状旁腺腺瘤或增生、肾上腺腺瘤或增生。但如能及时、早期获得诊断和治疗，是一种可治愈的继发性高血压病。常用的化验检查项目包括血、尿儿茶酚胺及其代谢物测定。腹部超声可以检出肾上腺内直径 >2 cm 的肿瘤，但 B 超对于过小或是肾上腺外一些特殊部位的肿瘤（如颈部、胸腔内等）不能显示。灵敏度不如 CT 和 MRI，不易发现较小的肿瘤，可用作初步筛查、定位的手段。CT 是目前首选的定位检查手段[5]。嗜铬细胞瘤在 CT 上多表现为类圆形肿块，密度不均匀，出血区或钙化灶呈高密度，增强扫描时肿瘤实质明显强化，而坏死区无或略有强化。CT 诊断肾上腺内嗜铬细胞瘤的敏感性达到 93%~100%，但特异性不高，只有 70%。对于肾上腺外嗜铬细胞瘤，如腹腔内小而分散的肿瘤不易与肠腔的断面相区分，因此有可能漏诊。做 CT 检查时，由于体位改变或注射静脉造影剂可诱发高血压发作，应先用 α-肾上腺素能受体阻断药控制高血压，并在扫描过程中随时准备酚妥拉明以备急需。MRI 诊断嗜铬细胞瘤的敏感性及特异性与CT 相似，其优势在于是三维成像，有利于观察肿瘤与周围器官与血管的解剖关系。嗜铬细胞瘤的诊断是建立在血、尿儿茶酚胺及其代谢物测定的基础上的。另外许多疾病都有类似嗜铬细胞瘤表现，因此鉴别诊断很重要。注意与原发性高血压、颅内疾病、神经精神障碍、癫痫、绝经综合征及甲状腺功能亢进症等疾病进行鉴别，嗜铬细胞瘤一旦确诊并定位，应及时切除肿瘤，否则有肿瘤突然分泌大量儿茶酚胺，引起高血压危象的潜在危险。嗜铬细胞瘤是潜在的致死性疾病，Sardesai[6] 等报道 6 例血压不高而以急性肺水肿为主要表现的嗜铬细胞瘤患者，其中 5 例在发病 24 h 内死亡，提示嗜铬细胞瘤危象并发急性左侧心力衰竭者预后很差。该 5 例患者心脏大小均正常，组织学检查示大量心肌呈局灶性坏死。临床上约 28% 的嗜铬细胞瘤患者缺乏高血压表现，常造成早期诊断的困难[7]。临床医师要熟悉嗜铬细胞瘤的各种临床表现，警惕难以解释的心肺功能异常，应积极地做血、尿儿茶酚胺及影像学等相关检查，早期诊断和积极抢救对降低病死率有重要意义。

（李彦华　王　禹）

参 考 文 献

[1] Adler JT, Meyer-Rochow GY, Chen H, et al. Pheochromocytoma: current approaches and future directions. Oncologist, 2008, 13(7): 779–793.

[2] Bravo EL, Gifford RW, Jr Current concepts. Pheochromocytoma: diagnosis, localization and management. N Engl J Med, 1984, 311(20): 1298–1303.

[3] Manger WM. The vagaries of pheochromocytomas. Am J Hypertens, 2005, 18(10): 1266–1270.

[4] Bravo EL, Tarazi RC, Gifford RW, Stewart BH. Circulating and urinary catecholamines in pheochromocytoma. Diagnostic and pathophysiologic implications. N Engl J Med, 1979, 301(13): 682–686.

[5] Bravo EL. Pheochromocytoma: new concepts and future trends. Kidney Int, 1991, 40(3): 544–556.

[6] Sardesai S H, Mourant A J, Sivathandon Y, et al. Phaeochromocytoma and catecholamine induced cardiomyopathy presenting as heart failure . Heart, 1990, 63(4): 234–237.

[7] Zegdi R, Parisot C, Sleilaty G, et al. Pheochromocytoma-induced inverted Takotsubo cardiomyopathy: a case of patient resuscitation with extracorporeal life support. J Thorac Cardiovasc Surg, 2008, 135(2): 434–435.

病例 15

矫正型大动脉转位术后
心房扑动射频消融治疗

学习要点

先天性心脏病心脏外科手术后，由于手术切口导致的瘢痕常常是继发心房扑动的解剖屏障，对于抗心律失常药物治疗效果不佳的患者，选择射频消融术治疗此类心房扑动也可作为一种有效的治疗手段，且术后对于心功能的改善具有积极意义。长期心房扑动后由于心房重构，射频消融术后常常出现窦性停搏和窦性心动过缓，所以消融成功后起搏器的植入和根据患者实际情况进行程控很有必要。大动脉转位患者常常合并有冠状动脉发育异常，在冠状动脉造影术中需仔细判别，术前冠状动脉 CTA 检查对于准确判断冠状动脉发育情况具有有效的指导作用。

病例摘要

患者，男性，52 岁，间断胸闷 20 余年，心悸气短 6 年，加重 1 个月入院。20 余年前体力活动后出现胸闷、乏力，未在意，6 年前患者感冒后上述症状明显加重，就诊当地医院发现心脏大动脉转位，瓣膜反流，确诊"矫正性大动脉转位，三尖瓣根部黏液样变，三尖瓣反流"行三尖瓣成形术。出院后一周发生严重心悸，就诊于当地医院，心电图显示"房扑"给予电复律治疗，症状消失。后心悸症状偶发作，1 年前患者饮酒后再次出现明显心悸，就诊于当地医院，心电图检查提示房颤，给予胺碘酮治疗，转复窦性心律，此后服用华法林、胺碘酮等药物治疗，心悸仍间断发作，近 1 个月来患者自觉心悸症状反复发作，伴气短、乏力，程度较前加重。既往有高血压病史 16 年，糖尿病病史 6 年，高脂血症病史 1 年。查体：心率 87/min，律不齐，三尖瓣听诊区闻及 3/6 级收缩期杂音。入院后动态心电图显示持续性房扑（图 15-1）；经食管心脏超声示：左、右心房及心耳内未见附壁血栓及烟雾状回声；经胸超声示：矫正性大动脉转位，左心房 - 解剖右室（功能左室）- 升主动脉，右心房 - 解剖左室（功能右室）- 肺动脉，升主动脉位于肺动脉左前方，左侧房室腔 EF 45%，三尖瓣及主动脉瓣轻至中度反流。

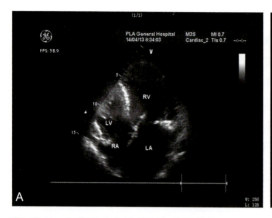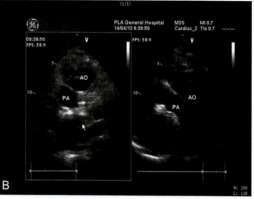

图 15-4　出院后 6 个月超声心动图检查

专家点评

在各种先天性心脏病中，由于心脏结构的改变及手术瘢痕的影响，抗心律失常药物对此类患者作用有限，心脏射频消融术治疗的尝试越来越多。先天性心脏病术后并发房性心动过速，不仅影响患者生活质量，而且严重影响患者的预后，据报道，Mustard 术后并发房性心动过速，存在 6.5% 的心源性猝死风险 [5, 6]。对于心脏手术后尤其是心脏结构异常的病人，若出现心律失常，必要时需行电生理检查以明确诊断。需要射频消融时，则要求术者一定具有扎实的心脏电生理理论知识，同时还要准确地把握患者的心脏结构。该患者为先天性心脏病大动脉转位，此类患者主要表现在大血管错位的同时有心室和房室瓣的错位，即周围静脉血回流到左心室（功能右心室）喷入肺动脉，肺静脉血回流到右心室（功能左心室）。同时该患者同时因为"三尖瓣根部黏液样变、三尖瓣反流"行三尖瓣成形术。一部分心房扑动的机制在于折返应用了心房的解剖屏障，而手术切口导致的瘢痕常常是此继发的解剖屏障。该患者术后症状逐渐改善，心功能指标也较前有所提高，生活质量明显改善，说明射频消融术及起搏器治疗积极纠正患者心律失常，对先天性心脏病术后的心律失常患者同样重要。在射频消融前，要充分认识到可能出现的心包压塞、房室传导阻滞、严重心动过缓等多种并发症，起搏器的保护和程控很有必要，此类患者的预后情况还需要进一步随访和观察。

对于先天性心脏病患者，胸片、超声心动图、冠状动脉 CTA、心脏 MRI 等多种检查手段对于心脏结构的分析具有各自的优势。冠状动脉造影中有两个细节需要注意：①大动脉转位患者常常伴有冠状动脉的起源异常，冠状动脉造影中冠状动脉形态与常规体位造影差距很大，需仔细判别，冠状动脉造影前行冠状动脉 CTA 检查对于准确造影具有指导意义；②冠状动脉造影前充分扩张冠状动脉非常重要，可以排除痉挛因素。

相关进展

先天性心脏病外科手术治疗大大提高了患儿的存活率，同时由于外科手术的干预，也导致了此类患者成年后手术并发心律失常的发生率大大提高。先天性心脏病手术后并发的房扑中，大部分起源于右房，多见于折返机制，其中典型房扑约占 38%，非典型房扑约占 35% [1, 2]，房性异常起源约占 27%。

1. **矫正型大动脉转位瓣膜修补术后心房扑动的射频消融选择**　心房内折返心动过速（intra-atrial reentrant tachycardia，IART）被认为是心脏外科手术后并发的并发心房扑动的主要原因，其机制在于折返应用了心房的解剖屏障，而手术切口导致的瘢痕常常是此继发的解剖屏障 [3]。Garson 等回顾性报道的 380 例并发心房内折返的患者中，80% 患者并发有先天性心脏病，其中包括进行外科纠形手术的患者，而在正常解剖结构的心脏中只有 8% 的发生率 [4]。

正常解剖心脏，如果三尖瓣完整存在，三尖瓣环与下腔静脉之间的峡部通常是IART 的折返环通路，如果三尖瓣缺失或变形，此环路需通过电生理检查进行系统标测来确定，并且同一患者有可能同时存在多条折返环通路。由于该患者出现左右心室和房室瓣转位，该患者房扑来源的发生是否与原来意义上的三尖瓣峡部一致，通过电生理检查确认，该患者动标测显示房扑经功能三尖瓣峡部呈逆钟向折返，经消融后峡部右心室侧和间隔峡部后房扑波消失，证实房扑消融峡部仍为有效靶点，但也表明该患者同时存在两条折返环路。

2. **房扑射频消融术后起搏器植入**　一部分房颤或房扑患者同时合并病态窦房结综合征，术前可通过 Holter 检查等出现缓慢心室率等给予识别，本例患者术前无此征象。术中射频消融成功后，出现显著窦性心动过缓，频发窦性停搏，推测其机制可能是快速房扑后发生心房重构，转复时窦房结"苏醒"时间延长或房室交界处病变而出现窦性停博和窦性心动过缓，因此对持续出现房扑的患者在射频消融术前，起搏器提前预备很有必要。患者术前心率都波动于 80~95/min，起搏心率 60/min，心率下降导致患者心输出量不足，可导致患者血压偏低，因此术后需要根据患者实际情况适当提高起搏心率，根据患者适应状况再逐渐调低起搏心率。

3. **大动脉转位冠状动脉起源异常**　先天性心脏病尤其是大动脉转位患者常常存在冠状动脉的起源异常，本例患者第一次冠状动脉造影中误认为存在共干冠状动脉，冠状动脉 CTA 能更好地显示先天性心脏病冠状动脉的发育和大体解剖结构，因此对此类患者冠状动脉造影前的冠状动脉 CTA 检查很有必要。同时第一次冠状动脉造影中显示回旋支近段的重度狭窄病变，考虑由于冠状动脉痉挛所致，在第二次冠状动脉造影中完全消失，所以在冠状动脉造影显示的病变中，应使血管充分扩张，排除痉挛因素。

（李　可　刘谟焓　王　禹）

参 考 文 献

[1] Dorostkar PC, Cheng J, Scheinman MM. Electroanatomical mapping and ablation of the substrate supporting intraatrial reentrant tachycardia after palliation for complex congenital heart disease. Pacing Clin Electrophysiol, 1998, 21: 1810–1819.

[2] Zbigniew Kalarus1, Oskar Kowalski1, Radosaw Lenarczyk1, Radio-frequency ablation of arrhythmias following congenital heart surgery. Kardiologia Polska, 2006, 64: 1343–1348.

[3] Edward P. Walsh, Frank Cecchin. Arrhythmias in Adult Patients With Congenital Heart Disease. Circulation, 2007, 115: 534–545.

[4] Garson A Jr, Bink-Boelkens M, Hesslein PS, et al. Atrial flutter in the young: a collaborative study of 380 cases. J Am Coll Cardiol, 1985, 6: 871–878.

[5] Gelatt M, Hamilton RM, McCrindle BW, et al. Risk factors for atrial tachyarrhythmias after the Fontan operation. J Am Coll Cardiol, 1994, 24: 1735–1741.

[6] Colleen Johnson, Randall Lee. Ablation of Atrial Flutter in Congenital Heart Disease. Card Electrophysiol Clin, 2010, 2: 305–308.

病例 16

逆向精确溶栓法联合支架植入术治疗急性 ST 段抬高型心肌梗死

学习要点

急性心肌梗死的再灌注治疗是挽救患者生命、降低早期死亡率及提高患者生活质量的最重要方法。目前实现缺血心肌再灌注的有效方法主要有静脉溶栓、冠状动脉内溶栓、血栓抽吸、直接 PCI 等。逆向溶栓结合 PCI 术治疗急性 ST 段抬高型心肌梗死是我们研究所 2013 年 5 月开始进行的一项革新治疗方法，此方法国内外尚无其他学者报道，经过几十例患者的应用，在临床上取得了显著的疗效。本部分通过 3 例典型病例的报告，详细介绍该技术方法的原理、策略和操作步骤，并对该方法的适应证、禁忌证及其临床意义进行详细讨论。

病例摘要

病例 1：前降支闭塞病变的治疗

患者，男，49 岁，主因间断胸痛 2 d 加重 2 h，于 2013 年 5 月 1 日 20:00 入我院急诊科。症状呈压榨性疼痛，伴胸前区憋闷感，疼痛无放射，无出汗、乏力，无意识丧失，无恶心、呕吐、头痛、头晕、腹痛、腹泻等症状，曾含服速效救心丸后 10 min 略感缓解。于附近医院就诊，心电图示：心率 70/min，$V_1 \sim V_4$ 导联 ST 段上升 $\geqslant 0.3$ mV，诊断：冠心病，急性前壁心肌梗死。急转我院急诊科，给予相应对症处理：阿司匹林 300 mg、氯吡格雷 300 mg 口服，同时以 10 ml/h 静脉持续泵入盐酸替罗非班（欣维宁）。既往有高血压、糖尿病病史，均控制不理想。入院后初步诊断：冠状动脉粥样硬化性心脏病，急性前壁 ST 段抬高型心肌梗死；高血压病 2 级；2 型糖尿病。20:22 入导管室行急诊介入治疗。

既往有高血压病 3 年，血压最高 160/80 mmHg，2 型糖尿病 5 年，均口服药物治疗，自述控制良好。

查体：体温 36.4℃；脉搏 76/min；呼吸 19/min；血压 136/74 mmHg；心肺（－）
心电图：窦性心律，$V_{1 \sim 4}$ ST 段抬高 0.1～0.4 mV（图 16-1）。

入院诊断：1. 冠心病，急性前壁心肌梗死，心功能 2 级（Killip 分级）；2. 高血压病，2 级极高危；3. 2 型糖尿病。

手术经过见图 16-3。

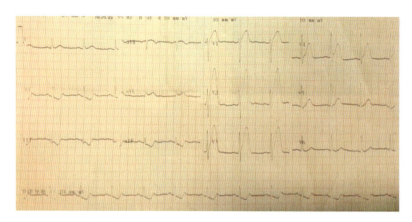

图 16-1 患者发病时的心电图

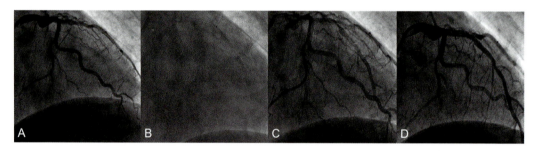

图 16-2 闭塞前降支的逆向精确溶栓开通及支架植入过程

A. 闭塞的前降支血管（导丝已经通过闭塞病变）；B. 经微导管的逆向精确溶栓（混合有造影剂的溶栓剂在前降支远端滞留）；C. 前降支经逆向溶栓开通，用时 1 min 52 s，显示前降支近段重度狭窄；D. 前降支支架植入后完成再血管化，前向血流 TIMI 3 级

（术者：田进文 高 磊）

以 JL、JR4.0 造影导管行左、右冠状动脉造影。冠状动脉呈右优势型，左主干正常，前降支自第 1 对角支发出后完全闭塞，前向血流为心肌梗死溶栓 TIMI（thrombolysis in myocardial infarction）评分 0 级。回旋支轻度动脉粥样硬化，未见明显狭窄。右冠状动脉近段局限性狭窄 30%，前向血流 TIMI 3 级。给予硝酸甘油 100 μg 及地尔硫卓 100 μg 冠状动脉内注射，前降支前向血流仍为 TIMI 0 级，拟干预此次病变的罪犯血管前降支。选 XB3.5 指引导管到达左冠状动脉开口，BMW 钢丝顺利通过前降支闭塞段至其远端。沿钢丝送入微导管，穿越血管闭塞段，至前降支远段，撤回 BMW 导丝，将注射用尿激酶 1×10^5 U 加 15 ml 生理盐水配制成溶液，再加 5 ml 碘普罗胺至溶液中起示踪作用，以 2 ml/min 由微导缓慢管注入冠状动脉。X 线透视显示溶栓剂滞留于闭塞处远端血管中。随着溶栓剂的推注，前降支主干闭塞段造影剂滞留端头向血管近端扩展，显

示血栓在逐步逆向溶解。约 1 min 52 s，前降支开通并恢复正向血流，造影剂滞留现象迅速消失，血流恢复至 TIMI 2 级，共给予 $2×10^4$ U 尿激酶。此时患者出现再灌注损伤表现，表现为偶发室性期前收缩，未经药物治疗，自行缓解，患者无任何再灌注症状。溶栓成功后造影显示前降支近段有节段性重度狭窄，最重处约 90%，须行介入干预。经微导管送入 BMW 钢丝，直接植入 3.0 mm×18 mm 雷帕霉素涂层支架，压力 12 atm（1 atm=101 kPa），前降支恢复 TIMI 3 级血流，再选 3.0 mm×8 mm 高压球囊以 18 atm 后扩一次，造影显示支架膨胀满意。术中静脉共应用肝素 5000 U，共用 150 ml 对比剂（碘普罗胺 370 mg/ml）。患者在术前至手术结束始终以 10 ml/h 静脉持续泵入盐酸替罗非班，术后持续应用 36 h，未出现出血症状。术后 10 min 患者心电图 ST 段即回落显著（图 16-3），症状消失。回病房后恢复良好，于 2013 年 5 月 7 日出院，共住院 7 d。

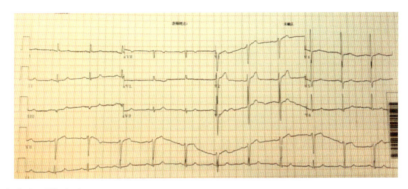

图 16-3　患者术后的心电图

出院后未再有心绞痛发作，心功能良好。术后 3 个月复查心脏超声：各房室腔大小形态正常，升主动脉及主肺动脉内径不宽，室间隔轻度增厚，静息状态下未见节段性室壁运动障碍，左室整体收缩功能正常，EF 值 70%。各瓣膜形态结构及启闭正常，未见心包积液，二尖瓣口舒张期血流频谱未见明显异常。

病例 2：回旋支闭塞病变的治疗

患者，史某，男，74 岁，主因胸痛不适 9 h，于 2013 年 5 月 12 日 2:58 入院。患者入院前 9 h 无明显诱因出现胸痛不适症状，疼痛位于胸骨后，持续不缓解，有压迫感。伴出汗、乏力、恶心、头晕。在外院就诊，查心电图示下壁 ST 段明显抬高，诊断为急性下壁心肌梗死，遂转诊我院，经急诊绿色通道给予急诊心脏介入检查。

既往史：曾患高血压 5 年，有腔隙性脑梗死病史。

查体：体温 36.3℃；脉搏 91/min；呼吸 20/min；血压 118/83 mmHg，心肺（－）。

心电图：窦性心律，Ⅱ、Ⅲ aVF 导联 ST 段抬高 0.3 mV。

入院诊断：1. 冠心病，急性下壁 ST 段抬高型心肌梗死；2. 高血压病 2 级，极高危。

手术过程见图 16-4。

专家点评

急性心肌梗死（AMI）是严重威胁生命的急危重症，临床及病理研究结果已经证实，在 ST 段抬高的 AMI 中，90% 以上是由于急性血栓形成所致的冠状动脉完全闭塞。其基本病理过程是因冠状动脉粥样斑块破裂、继发血小板激活聚集和凝血机制激活，血栓迅速形成导致冠状动脉急性闭塞。及时充分地开通梗死相关动脉（IRA）是最为有效的治疗措施。

目前再灌注治疗方式主要有静脉溶栓、冠状动脉经导管溶栓及直接经皮质冠状动脉介入治疗。对于 STEMI 患者来说，静脉溶栓有院前急救的时间优势，而患者一旦被转运至有介入治疗条件的医院，静脉溶栓治疗就被临床疗效更好的直接 PCI 所替代。经导管冠状动脉正向溶栓由于仍需要较大剂量应用溶栓剂、开通时间长、出血风险大，特别是溶栓剂不能在闭塞局部停留较长时间发挥作用，而几乎全部经其他 TIMI 3 级血流的血管流走，无法起到有效溶解血栓的作用。同时，干扰其后的 PCI 治疗及远期预后，因而未能显示出治疗上的优势。

但随着 PCI 数量的增多，临床上发现相当多的患者心外膜下大血管虽已开通，甚至达到 TIMI 3 级血流，但术中、术后仍有较高比例的严重心血管不良事件，究其原因与心肌微循环水平未达到有效的灌注有关[1]。临床上这种心肌微循环障碍常被称为"慢血流或无复流"（no-reflow or slow-flow）现象。心肌微循环障碍的机制涉及远端血栓性栓塞、组织水肿、缺血性再灌注损伤、内皮功能失调等几方面，其中冠状动脉内血栓导致的心肌微循环微栓塞是主要原因之一。

血栓的形成是急性心肌梗死的关键病理环节，在 PCI 治疗前必须对高负荷的血栓采取有效的处理手段，静脉溶栓和冠状动脉内正向溶栓是有一定效果的化学开通方法，血栓抽吸是目前主要的物理开通法，对于冠状动脉内血栓的清除也有一定的作用，最新的欧美指南均把血栓抽吸作为 IIa 类的治疗推荐，而远端保护装置则作为 III 类推荐被否定了。上述这些方法均存在一定的局限性，静脉溶栓和冠状动脉内正向溶栓均需较大剂量使用溶栓剂，尿激酶的使用量均在 $(1.5 \sim 2.0) \times 10^6 U$，相关并发症风险巨大，血管开通成功率在 50%～70%。血栓抽吸法无法避免操作过程中碎裂的小斑块、小血栓流入冠状动脉远端形成微栓塞。负压抽吸导管对血管内皮的机械损伤和刺激也是一个不可忽视的负面因素，它会进一步导致内皮功能紊乱、血管痉挛等功能失调。抽吸导管通过负压抽吸状态对冠状动脉的突然开通往往也伴有较高的再灌注损伤概率。抽吸不完全或导管把血栓推向远端导致"慢血流"现象经常发生，虽然病变部位在造影上实现了解剖再血管化，但却达不到组织水平真正意义上的再灌注，严重影响 PCI 的临床疗效及患者预后。

这 3 例患者血栓负荷均较重，在处理血栓过程中为了避免上述不良反应的发生，我们决定采用冠状动脉内改良的溶栓方法，即运用尿激酶经微导管行冠状动脉内逆向精确溶栓法最大限度溶解闭塞远段的高负荷血栓，并开通罪犯血管，继而结合支架植入术实现完全血供重建。逆向精确溶栓法的设计目的主要是想解决以下问题：如何能以最小的溶栓药量发挥最大的去除血栓及开通血管的作用？如何尽可能地减小溶栓治疗带来的不良反应？如何能通过安全的溶栓治疗为 PCI 治疗提供良好的前期治疗基础，以进一步提高介入治疗的获益程度？除了易化 PCI、补救性 PCI 等这些获益程度似乎并不确切的联合方式之外，介入技术和溶栓技术有没有新的结合点及结合方式？这两种指南 I 类推荐的治疗急性心肌梗死的方法为什么结合在一起临床获益却不尽如人意，问题的症结在哪里？这些都是临床上长期没有完全回答的问题。

目前国内外尚未见其他学者对冠状动脉逆向精确溶栓法的相关报道。溶栓技术和介入技术相结合的治疗，目前有这样几个方面的应用和研究：溶栓后即刻 PCI、易化 PCI、挽救性 PCI。

溶栓后即刻 PCI：早期的随机、前瞻性研究没有显示出溶栓后即刻 PCI 对于挽救心肌，恢复左室功能，降低再梗死发生率和死亡率方面有获益[1]；但随着抗血小板和抗凝药物辅助治疗的进展，溶栓后即刻 PCI 显示出一定的有益的影响。GRACIA-1 研究将 500 例溶栓治疗后的 STEMI 患者随机分入溶栓后 24 h 内接受冠状动脉支架植入术组和非手术治疗组，发现早期介入治疗组住院期间因心肌缺血而接受血供重建的比例降低，住院时间短，出血并未增加；1 年时的死亡、再梗死或血供重建复合终点的发生率低（9% vs 21%，$P=0.0008$）[2]。在 CAPITAL-AMI 试验中，170 例高危 STEMI 患者于发病 6 h 内被随机分入替奈普酶加即刻血管成形术组或单用替奈普酶溶栓组，6 个月时，溶栓联合 PCI 组的主要终点事件，包括死亡、再梗死、不稳定缺血或卒中的发生率显著降低（11.6% vs 24.4%，$P=0.04$）[3]。这些研究表明 STEMI 患者溶栓后进行 PCI 较单纯溶栓可能获益更多，但并没有回答 PCI 之前是否必须进行溶栓治疗的问题。

易化 PCI：是指 STEMI 患者在适合急诊 PCI 治疗的时间窗内，先接受旨在恢复梗死相关动脉前向血流的药物再行 PCI 的策略，药物可采取全量或半量溶栓剂，或半量溶栓剂联合 GP II b/ III a 拮抗剂。有证据显示：接受直接 PCI 的 STEMI 患者，如果罪犯血管恢复 2~3 级 TIMI 血流，则心功能和预后均优于 TIMI 血流 0~1 级。易化 PCI 有利于患者的再灌注治疗，可减少缺血时间、提高闭塞动脉的 TIMI 血流级别，利于导丝球囊通过，减轻血栓负荷及降低远端栓塞的发生率。GRACIA-2 试验证实易化 PCI 组患者 6 h 内 ST 段完全回落的比例更高。但 ASSENT-4 研究认为，与单独直接 PCI 相比，PCI 前 1~3 h 全量溶栓（替奈普酶）加抗栓药物联合治疗构成的易化 PCI 策略的临床预后更差，因此不被推荐。这可能与该研究抗栓治疗不当有关，如未预先给予氯吡格雷，并禁止常规使用 GP II b/ III a 拮抗剂，以及开始溶栓治疗的延迟[4]。目前，是否将溶栓作为易化 PCI 的药物选择仍有争议。造成这一情况的原因有可能是进行溶栓易化治疗时忽略了充分的抗血小板治疗，没有使梗死相关动脉经易化治疗取得的前向血流恢复比例增加一倍以上的优势得以进一步延续。

挽救性 PCI：是指溶栓治疗失败后仍持续或再发心肌缺血的患者于 12 h 内行的 PCI。多数研究证实，挽救性 PCI 较延期 PCI 或非手术治疗有利，可增加梗死相关动脉的再通，改善心室功能，降低院内死亡等不良事件。如 STOPAMI-4 试验[5]表明，挽救性血管成形术具有相当高的心肌挽救率。

由上可见，目前介入技术与溶栓技术相结合的几种治疗，其溶栓模式均为静脉溶栓，溶栓剂量是全量或至少是半量，其主要获益来源于与介入治疗的联合，而主要不良反应则是来源于大剂量溶栓剂的使用。易化的 PCI 治疗目前没有确切的结论，有些研究正在进行中。

针对以上问题，我们设计了一种全新的 STEMI 闭塞血管的开通模式——冠状动脉内逆向精确溶栓联合 PCI 治疗，这一方法结合了介入治疗和溶栓治疗的特点，充分发挥二者的互补优势，可同步实现冠状动脉罪犯血管主干的完全开通以及冠状动脉远端小血管床内血栓的溶解清除。同时溶栓治疗借助介入方法的帮助大大减少了溶栓剂的应用，并大幅度提高了开通率，介入治疗借助溶栓方法的帮助大大减少了无复流、慢血流的现象，获益更加显著。

冠状动脉内逆向精确溶栓法的基本定义是：利用 STEMI 发病过程中，冠状动脉内血栓阻断血流的"天然屏障"，将微导管穿过血管闭塞部位，把溶栓剂注射到闭塞段血管以远，使溶栓剂在闭塞以远形成稳定的高浓度充盈和滞留状态，从而产生逆血流方向的溶栓作用，溶栓作用精确发挥于罪犯血管的高血栓负荷局部，可以显著、高效、迅速地清除冠状动脉内血栓并开通冠状动脉。

入选标准及排除标准与经典溶栓类似，溶栓应基本把握以下纳入标准：①缺血性胸痛持续 ≥ 30 min，含服硝酸甘油不缓解；②心电图检查至少有 2 个相邻胸前导联 ST 段抬高 ≥ 0.2 mV 或 Ⅱ、Ⅲ、avF 导联中至少有 2 个导联 ST 段抬高 ≥ 0.1 mV；③入院距起病 ≤ 12 h；④造影显示血管为完全闭塞病变，血栓负荷较重。排除标准：①已知出血倾向；②活动性消化道溃疡；③急性心肌梗死前 8 周内接受过手术或有创伤性操作；④急性心肌梗死前 1 周内发生严重创伤；⑤正在使用口服抗凝药物；⑥感染性心内膜炎；⑦肝或肾功能不全；⑧妊娠；⑨未控制的高血压（180/100 mmHg，1 mmHg=0.133 kPa）；⑩既往任何时候发生过的出血性脑卒中，以及 3 个月内发生过的缺血性脑卒中。

经医学伦理委员会批准，此法已经数十例患者使用，有效性和安全性得到了初步验证。患者手术的成功经验是：①逆向精确溶栓法开通 STEMI 罪犯血管是有效、可行、易行、易于推广的方法；②小剂量溶栓剂可以取得显著的冠状动脉开通效果，逆向溶栓的最小尿激酶剂量为 2×10^4 U，是有报道的静脉溶栓和冠状动脉溶栓剂量的 1/75～1/100，因而理论上的安全性是大大提高的；③血管开通的时间在 2～10 min，并不长于多次血栓抽吸的操作时间，不延迟血管的开通；④溶栓效果充分，造影剂的滞留显示药物在局部有充分的浓度和时间发挥作用，因而对于机械抽吸所不能达到的远端血管床里存在的微血栓栓塞会有更好的溶解清除作用；⑤冠状动脉的开通过程是一个随着血栓负荷减轻而逐渐恢复血流的过程，会自然形成一个再灌注预适应的保护，而不是经抽吸或球囊扩张后血流瞬间恢复，这将显著减轻严重再灌注损伤的程度。

使用逆向溶栓主要理论依据是"易损斑块"学说。易损斑块是指导致急性冠状动脉综合征（ACS acute coronary syndrome）的斑块。ACS 病理生理机制与易损斑块破裂，引发血小板聚集和凝血级联反应导致冠状动脉内血栓形成有关。根据以往病理研究和造影经验发现，罪犯血管的血栓大多是由近端向远端呈梭形生长，可认为远端血栓较近端形成时间短，更新鲜，容易受外界因素影响，更容易被溶栓剂溶解。故该方法实行经微导管逆向溶栓开通梗塞相关动脉，正是利用了冠状动脉血栓形成的特点。就目前来看，理论上可以认为，与经典的静脉溶栓和冠状动脉内正向溶栓相比，其优势在于所用溶栓剂剂量大幅度减少，可能引起并发症的概率随之减小，且血管开通时间较其他方法显著缩短。逆向溶栓是在造影完成后进行，因而靶病变明确，是超选择性溶栓，实现逆向溶栓一个很重要的条件就是罪犯血管是完全闭塞病变，TIMI 0 级血流，这样才能保证溶栓剂在闭塞远端血管存留并充分发挥作用。如病变血管仍有前向血流，则只能进行正向溶栓，溶栓剂会迅速随血流流走，要不断注射溶栓剂才能保证冠状动脉内的药物浓度，因而剂量大增。虽然溶栓成功与否受许多因素影响，但关键因素是时间，尽管溶栓治疗能够在胸痛发作的 12h 内改善预后，但随着时间的推移，可挽救的心肌数量会迅速降低，当溶栓开通效果较差时，要考虑到病变血管可能是在极重度狭窄基础上发生的闭塞，这种病变溶栓效果不好，应迅速实行机械开通，避免在溶栓上花费更多时间。就目前经验而言，我们设定的逆向溶栓的时间是 10 min 以内，超出这一时间则迅速进行机械开通。

急性心肌梗死血管造影的慢血流或无再流现象，属于临床灌注障碍与微血管损伤的最严重表现，对于心肌梗死进展、心功能恢复、心室重构等有着重要的预测和指示作用。一旦患者发生慢血流或无再流现象，会抑制冬眠心肌和顿抑心肌的恢复，进而影响室壁收缩功能。有关研究表明，行 PCI 术后慢血流或无再流的发生率可高达 10%～30%，其发生机制有以下可能：①微血管结构的完整性破坏；②血小板的激活；③白细胞聚集；④氧自由基参与；⑤微栓子栓塞。对于急性心肌梗死患者 PCI 术后发生的慢血流现象，目前临床上有学者应用盐酸替罗非班和硝酸甘油冠状动脉内给药的治疗方法进行防治，其目的也是清理血栓、解除痉挛。但替罗非班本身不是溶栓剂，只能抑制血栓的形成，对于已形成的血栓它并没有溶解的作用，因而把替罗非班当成溶栓剂应用是没有理论依据的做法，其对于因血栓栓塞形成的慢血流无复流现象的处理效果是很差的。只有溶栓剂才能真正实现对已有血栓的迅速溶解，目前我们应用的是尿激酶，其他的溶栓剂也是可以应用的。溶栓治疗与介入治疗的结合，使罪犯血管在较短时间内得以开通，使濒死心肌最大程度得到了有效的再灌注，同时有效地避免了慢血流、末梢栓塞等并发症的发生。

另外不容忽视的情况是，在经微导管注入尿激酶及对比剂的混合物开通罪犯血管的过程中，也可能造成一定的药物性心肌损害。本例中所使用的对比剂是碘普罗胺 370，为非离子型低渗性碘对比剂，该对比剂可对血管内皮细胞产生多种不良反应，有研究提出其主要相关因素包括：①对比剂的化学结构；②溶液的阳离子成分；③溶液的物理、化学性质，如重量克分子渗透压浓度和亲脂肪性；④用药方法，如制剂温度和注射速度。目前避免出现对比剂不良反应的方法包括：避免大剂量、高浓度碘快速注射；对比剂注射前静脉内给予糖皮质激素如地塞米松 10 mg，均可减少或减轻可能发生的不良反应。此技术所应用的对比剂碘普罗胺 370 是经过稀释 4 倍以后的浓度，理论上因造影剂所致的血管内皮质损害应该是很轻微的。

由于是首次开展这项工作，无经验可以参考，许多方面仍需进一步改进：①具体标准、操作方法、给药方法、给药剂量、给药种类仍需摸索更合理、统一的标准，溶栓剂种类及配比浓度需要进一步摸索，造影剂只起示踪作用，因而完全可以更低浓度配比，方法成熟后甚至可以不加用造影剂，以减小造影剂对血管内皮的刺激，最终形成一个更科学的、标准化的溶栓剂配比方案；②在推注造影剂的力度和速率上应有更合理的掌握，应该以主干血管及其主要分支形成造影剂滞留为度，不要造成大范围的心肌黑染，避免可能由此引起血管内皮细胞的损伤或凋亡，使内皮细胞的通透性发生改变，进而使心肌缺血加重，发生严重的心律失常等；③进行大规模、多中心、随机对照的临床研究，为此技术的完善提供循证医学证据。

逆向精确溶栓法在临床实践中的有效性在医学方法论上可以有以下启示：第一，急性 ST 段抬高型心肌梗死的核心病理机制是血栓问题，血栓形成是该病的主要矛盾，如果不针对这一矛盾进行充分的血栓处理，任何机械性操作都可能是无效的，甚至是有害的。第二，在血栓处理上，综合的化学手段优于物理的手段，化学手段包括抗血小板、抗凝和溶栓，其中溶栓是迅速清除血栓最有力的手段，抗栓剂不能取代溶栓剂。第三，处理血栓的物理方法趋于被淘汰，如远端保护装置、血栓切割清除术等这些在机械技术上的奇思妙想和精工巧作均被指南所否定，只有血栓抽吸仍作为Ⅱa类的推荐可以被考虑应用。第四，逆向精确溶栓法的核心思想是溶栓剂要想发挥良好的作用，必须要与血栓有充分的接触浓度和接触时间，静脉溶栓和冠状动脉经导管正向溶栓把大量的药物浪费在了体循环之中，药物的主体部分不能对关键病变部位起到集中治疗作用，反而成为引起全身不良反应发生的主要原因。第五，逆向精确溶栓技术可进一步引申为逆向血栓干预技术，在闭塞冠状动脉远端不但可以注射溶栓剂，也可以注射ⅡbⅢa受体拮抗剂、钙离子拮抗剂、血管扩张剂、抗氧化剂、抗心律失常药、激素等，也许未来会摸索出一个鸡尾酒式的治疗方案，在溶栓开通冠状动脉的同时，可以最大程度地避免一切再灌注损伤、慢血流及无复流。

总之，对急性 ST 段抬高型心肌梗死患者采用冠状动脉内逆向精确溶栓联合支架植入的方法，目的是使阻塞的动脉迅速而充分地开放，实现心肌的有效血液灌注，挽救受累的心肌，恢复左室功能，提高梗死后生存率。此方法提出了一个在理论上可行、实践中值得探索的新方向，预期可以明显改善急性心肌梗死预后。已有的数十例患者的观察虽然显示出了可喜的手术效果，但远期疗效尚需进一步随访观察，总体上的安全性和有效性目前还更多是一种理论上的乐观推测，这些都需要大样本病例的实际观察以进一步加以明确。经过进一步的研究和探索，期望这一方法将来能成为救治急性 ST 段抬高型心肌梗死的一种更有优势的治疗方法。

（田进文）

参 考 文 献

[1] Topol EJ, Califf RM, George BS, et al. A randomized trial of immediate versus delayed elective angioplasty after intravenous tissue plasminogen activator in acute myocardial infarction. N Engl J Med, 1987, 317: 581–588.

[2] Fernandez-Aviles F, Alonso JJ, Caxtro-Beiras A, et al. Rountine invasive strategy within 24 hours of thrombolysis versus ischaemia-guided conservative approach for acute myocardial infarction with ST-segment elevation(GRACIA-1): A randomized controlled trial. Lancet, 2004, 364: 1045–1053.

[3] Le May MR, Wells GA, Labinaz M, et al. Combined angioplasty and pharmacological intervention versus thrombolysis alone in acute myocardial infarction(CAPITAL-AMI study). J

Am Coll Cardiol, 2005, 46: 417–424.

[4] Primary versus tenecteplase-facilitated percutaneous coronary intervention in patients with ST-segment elevatiaon acute myocardial infarction (ASSENT-4 PCI): Randomised trial. Lancet, 2006, 367: 569–578.

[5] Schomig A, Ndrepepa G, Mehilli J, et al. A randomized trial of coronary stenting versus ballon angioplasty as a rescue intervention after failed thrombolysis in patients with acute myocardial infarction. J Am Coll Cardiol, 2004, 44: 2073–2079.